AF464853

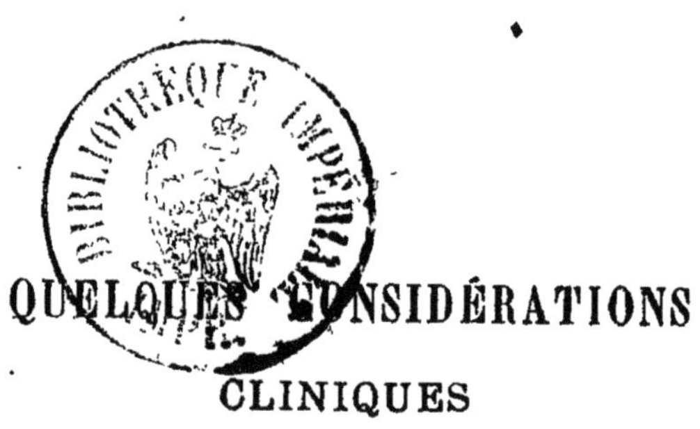

QUELQUES CONSIDÉRATIONS CLINIQUES

SUR LA

VARIOLE DES ADULTES

IMPRIMERIE L. TOINON ET Ce, A SAINT-GERMAIN.

QUELQUES CONSIDÉRATIONS CLINIQUES

SUR LA

VARIOLE DES ADULTES

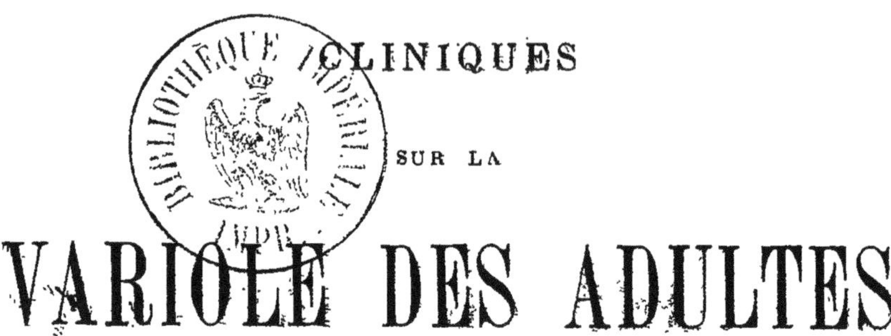

PAR

LOUIS VIALIS

Docteur en médecine

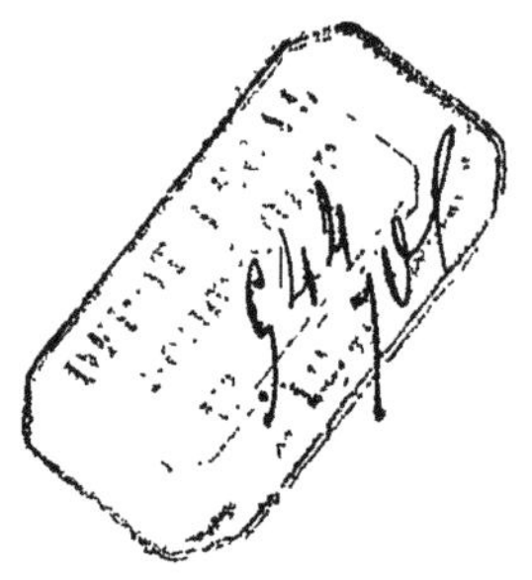

SAINT-GERMAIN

DE L'IMPRIMERIE L. TOINON ET Ce

80, RUE DE PARIS, 80

1870

A MON PÈRE, A MA MÈRE

Piété filiale.

A MES FRÈRES, A MES SŒURS

A MES BEAUX-FRÈRES, A MES BELLES-SŒURS

Gage d'amour fraternel.

A MONSIEUR ET A MADAME RANCHON VIGNAL

Hommage affectueux.

A MA FAMILLE

A MES AMIS

À MES MAITRES

LES PROFESSEURS À L'ÉCOLE DE CLERMONT-FERRAND

Faible tribut de ma profonde reconnaissance.

A MONSIEUR AXENFELD

Hommage respectueux.

AVANT-PROPOS

En prenant pour titre de notre thèse inaugurale : *Quelques Considérations cliniques sur la variole des adultes,* nous avons en vue de faire, non une description générale de la maladie, mais bien une simple analyse de quelques faits que nous ont mis sous les yeux l'épidémie de 1868, et celle qui, depuis plusieurs mois et au moment même où nous écrivons, fait tant de ravages au sein de notre capitale.

Nous ne nous occuperons point des questions historiques qui nous entraîneraient trop loin.

Notre travail sera divisé en deux parties.

Dans la première nous étudierons, dans leurs différentes phases, les prodromes et la température ; pour l'éruption, la suppuration et la dessiccation, nous n'envisagerons que leur mode d'apparition et leur durée; enfin nous signalerons quelques phénomènes que l'on observe le plus ordinairement, tels que le délire, l'albuminurie, la polyurie, etc.

Tous ces phénomènes, nous les examinerons successivement dans la variole confluente, dans la variole discrète et dans la varioloïde. Nous ne traiterons point de la variole hémorrhagique.

Dans notre seconde partie nous nous occuperons des manifestations viscérales, dites complications par les auteurs classiques, et des altérations anatomo-pathologiques.

Qu'il nous soit permis, avant de commencer, d'adresser nos remercîments à M. le docteur Laboulbène pour les observations qui ont été recueillies dans son service. Nous remercions vivement aussi M. Quinquaud, interne des Hôpitaux, des documents sur les altérations anatomo-pathologiques et histologiques qu'il a mis avec tant d'empressement à notre disposition.

PREMIÈRE PARTIE

§ Ier

PHÉNOMÈNES PRODROMIQUES

Les phénomènes prodromiques de la variole sont la manifestation symptomatologique de l'intoxication. Les principaux, les seuls que nous voulons étudier, sont : la rachialgie, la céphalalgie, le frisson, les nausées et les vomissements.

I. *Rachialgie.* — La rachialgie est une myosalgie. La sensation de courbature n'est qu'une myosalgie occupant un grand nombre de muscles; la localisation à la région lombaire tient peut-être à un état morbide des centres nerveux. Dans plusieurs nécropsies, en effet, et dans des cas où la rachialgie avait été intense, il existait manifestement une congestion avec des points ecchymotiques sur la séreuse, à la région lombaire.

Dans certains cas, le malade ne souffre que quand il se lève ou se baisse; dans d'autres, c'est la pression des muscles sacro-lombaires qui détermine une douleur vive; d'autres fois, c'est une sensation de *lancements*, ou bien encore une douleur continue, pressive avec sensation de serrement. En même temps et tout à fait au début, il existe un malaise général qui tient, d'une part, à la myosalgie plus ou moins généralisée, et quelquefois, non dans tous les cas, à des arthropathies en général d'une faible intensité; les malades souffrent dans les jointures, s'en rendent à peine compte; dans d'autres cas, les douleurs sont plus manifestes; les varioleux les accusent d'eux-mêmes sans qu'on les interroge, tandis que, dans le premier, il faut attirer leur attention sur ce point.

Quant aux autres caractères de la rachialgie, nous les indiquerons dans les tableaux suivants :

RACHIALGIE — VARIOLE CONFLUENTE

OBSERVATIONS	JOUR DE L'ÉRUPTION	DURÉE	JOUR DE L'APPARITION	JOUR DE CESSATION
—	—	—	—	—
Obs. A	troisième jour	2 jours	premier jour	un jour avant l'éruption
Obs. B	troisième jour	3 jours	premier jour	avec l'éruption
Num. 8	deuxième jour	pas de rachialgie		
Num. 17	quatrième jour	3 jours	premier jour	24 h. avant l'éruption
Num. 18	cinquième jour	5 jours	premier jour	cesse avec l'éruption
Num. 13	cinquième jour	1 jour	quatrième jour	cesse avec l'éruption
Num. 14	troisième jour	1 jour	premier jour	2 jours avant l'éruption
Num. 10	quatrième jour	3 jours	premier jour	24 h. avant l'éruption
Num. 13	troisième jour	3 jours	premier jour	avec l'éruption
Vautier	quatrième jour	6 jours	deuxième jour	3 jours après l'éruption
Num. 20	troisième jour	4 jours	premier jour	3 jours après l'éruption
Micaut	troisième jour	3 jours	premier jour	avec l'éruption
Num. 4	troisième jour	4 jours	premier jour	1 jour après l'éruption
Num. 21	troisième jour	2 jours	deuxième jour	avec l'éruption
Num. 9	quatrième jour	5 jours	premier jour	3 jours après l'éruption

Ainsi, la rachialgie, dans la variole confluente, a eu une durée dans 15 observations : 5 fois de 3 jours; 2 fois de 2 jours; 2 fois d'un jour; 2 fois de 4 jours; 2 fois de 5 jours; et 1 fois de 6 jours; elle a manqué une fois.

Son jour d'apparition a été 11 fois le 1er jour, 2 fois le 2e, 1 fois le 4e.

Son jour de cessation a été 6 fois en même temps que l'éruption; 3 fois 1 jour avant; 1 fois un jour après; 3 fois 3 jours après.

La rachialgie, quelle que soit la variété variolique, est toujours de même nature, mais les autres caractères présentant certaines différences dans la variole discrète et dans la varioloïde, nous les exposerons dans des tableaux :

RACHIALGIE — VARIOLE DISCRÈTE

OBSERVATIONS	JOUR DE L'ÉRUPTION	DURÉE	JOUR D'APPARITION	JOUR DE CESSATION
Num. 5	quatrième jour	1 jour	troisième jour	avec l'éruption
Num. 10	troisième jour	2 jours	premier jour	24 h. avant l'éruption
Num. 11	deuxième jour	2 jours	début	12 h. avant l'éruption
Num. 13	quatrième jour	12 h.	troisième jour	12 h. avant l'éruption
Num. 6	sixième jour	1 jour	premier jour	5 jours avant l'éruption
Num. 7	septième jour	3 jours	deuxième jour	3 jours avant l'éruption
Num. 4	deuxième jour	1 jour	début	24 h. avant l'éruption
Num. 3	quatrième jour	3 jours	premier jour	24 h. avant l'éruption
Num. 23	cinquième jour	5 jours	deuxième jour	2 jours après l'éruption
Laidet	cinquième jour	pas de rachialgie		
Bruni	troisième jour	3 jours	quatrième jour	avec l'éruption
Catel	troisième jour	4 jours	deuxième jour	2 jours après l'éruption
Num. 9 F	sixième jour	2 jours	cinquième jour	avec l'éruption
Num. 9 H	quatrième jour	5 jours	premier jour	2 jours après l'éruption

Dans la variole discrète, d'après 14 observations, la durée de la rachialgie a été : 3 fois d'un jour; 1 fois de 12 heures; 3 fois de 2 jours; 3 fois de 3 jours; 1 fois de 4 jours; 2 fois de 5 jours; dans un cas, elle a manqué.

Ce phénomène est apparu six fois au début, 3 fois le 2e jour; 2 fois le 3e, 1 fois le 4e, 1 fois le 5e. Il a cessé 3 fois le jour de l'éruption ; 1 fois 5 jours avant ; 1 fois 3 jours avant ; 3 fois 24 heures avant ; 2 fois 12 heures avant ; 3 fois 2 jours après l'éruption.

Je dois ici quelques explications : il semble au premier abord, en effet, qu'il soit inutile de présenter des tableaux qui sont ennuyeux pour le lecteur.

S'il y avait une loi unique sur la durée de la rachialgie (et il en est de même pour tous les autres symptômes), sur son jour d'apparition, sur son jour de cessation dans la variole, certes les tableaux seraient superflus ; mais il y a des malades, il y a des variétés ; et ce sont celles-ci qui, représentant les malades, sont l'expression vraie, réaliste de la nature.

Voici des explications : ce tableau nous montre que nous trouverons, dans la pratique, des malades dont la rachialgie, dans la variole discrète, durera un jour, 12 heures, 2 jours, 3 jours, 4 jours, 5 jours, que parfois elle pourra manquer ; et qu'elle apparaîtra au début, le 2e jour, le 3e, le 5e jour ; qu'elle cessera le jour de l'éruption, 5 jours avant, 3 jours avant, 24 heures, 12 heures avant, 2 jours après.

Ce sont autant de types que produit l'intoxication variolique ; mais ce sont autant de lois, en quelque sorte ; elles sont multiples, c'est vrai, ce n'est point notre faute, c'est celle de la nature.

Ainsi donc, au lieu de ce schéma artificiel employé par les classiques, il faut prendre une autre méthode et décrire les divers types des maladies.

RACHIALGIE — VARIOLOÏDE

OBSERVATIONS	JOUR DE L'ÉRUPTION	DURÉE	JOUR D'APPARITION	JOUR DE CESSATION
—	—	—	—	—
Num. 3	cinquième jour	3 jours	deuxième jour	avec l'éruption
Num. 1	cinquième jour	pas de rachialgie		
Num. 7	quatrième jour	1 jour	troisième jour	avec l'éruption

OBSERVATIONS	JOUR DE L'ÉRUPTION	DURÉE	JOUR D'APPARITION	JOUR DE CESSATION
Num. 20	cinquième jour	4 jours	premier jour	24 h. avant l'éruption
Kegl	cinquième jour	36 h.	début	3 jours avant l'éruption
Num. 6	quatrième jour	pas de rachialgie		
Georges	troisième jour	pas de rachialgie		
Num. 12	troisième jour	4 jours	début	1 jour après l'éruption
Vallet	quatrième jour	5 jours	deuxième jour	3 jours après l'éruption
Bretaut	huitième jour	8 jours	début	avec l'éruption
N. 12 *bis*	troisième jour	pas de rachialgie		
Colet	troisième jour	3 jours	début	avec l'éruption
Num. 15	quatrième jour	3 jours	début	1 jour avant l'éruption

Dans la varioloïde la rachialgie, sur 13 observations, a eu : 1 fois 1 jour de durée, 1 fois 36 heures, 3 fois 3 jours, 2 fois 4 jours, 1 fois 5 jours, 1 fois 8 jours. Elle a manqué 4 fois.

Elle est apparue 6 fois au début, 2 fois le 2e jour 1 fois le 3e.

Elle a cessé 4 fois le jour de l'éruption, 1 fois 3 jours avant, 2 fois 24 heures avant, 1 fois 1 jour après, 1 fois 3 jours après.

Ainsi, si nous résumons, nous voyons que pour un nombre d'observations égales et prises au hasard, la durée totale de la rachialgie pour 14 observations, a été dans la variole confluente de 44 jours, dans la variole discrète de 32 jours 12 heures, et de 32 jours 12 heures pour 13 observations dans la varioloïde ; la durée est donc plus considérable pour la variole confluente Dans cette dernière, la rachialgie apparaît plus souvent au début que dans les deux autres variétés. Elle cesse aussi, dans la variole confluente, le plus souvent le jour de l'éruption.

II. *Céphalalgie dans la variole.* — De tous les symptômes prodromiques, la céphalalgie est le plus fréquent ; il semble encore ici que l'élément myosalgique ait une certaine importance : la douleur est frontale, continue ; quelquefois elle siége vers l'occiput ; quelquefois aussi elle existe d'un seul côté ; mais souvent au moment des crises, si l'on vient à tirer sur les cheveux, vers la région frontale, on détermine une sensation d'éclatement, de douleur très-vive; il en est de même par la pression. Il y a aussi un léger degré d'hypéresthésie surtout manifeste à l'aide de l'esthésiomètre. En même temps les paupières sont un peu douloureuses; tout mouvement de l'œil est difficile et douloureux, c'est là encore de la myosalgie.

Parfois il existe une sensation de picotement dans les yeux.

CÉPHALALGIE — VARIOLE CONFLUENTE.

OBSERVATIONS	JOUR DE L'ÉRUPTION	DURÉE	JOUR D'APPARITION	JOUR DE CESSATION
Num. 2	troisième jour	tout. la mal.	premier jour	persiste à la dessiccation
Num. 15	troisième jour	3 jours	premier jour	
Num. 17	quatrième jour	10 j. au m.	premier jour	3 jours après l'éruption
Num. 18	cinquième jour	2 jours	premier jour	2 jours avant l'éruption
Num. 13	quatrième jour	3 jours	premier jour	1 jour avant l'éruption
Num. 14	troisième jour	4 jours	premier jour	avec l'éruption
Num. 10	quatrième jour	2 jours	premier jour	2 jours avant
Num. 13	troisième jour	6 jours	premier jour	4 jours après l'éruption
Vautier	quatrième jour	6 jours	deuxième jour	3 jours après
Num. 20	troisième jour	1 jour	premier jour	36 h. avant l'éruption
Micaut	troisième jour	3 jours	premier jour	1 jour après l'éruption
Num. 4	troisième jour	3 jours	deuxième jour	1 jour après
Num. 21	troisième jour	3 jours	premier jour	avec l'éruption
Num. 8	quatrième jour	5 jours	début	3 jours après

Dans la variole confluente, la céphalalgie, d'après quatorze observations, a duré : une fois, un jour; 2 fois, 2 jours; 5 fois, 3 jours; 1 fois, 4 jours; 1 fois, 5 jours; 2 fois, 6 jours; 1 fois, 10 jours au moins, et 1 fois, pendant toute la maladie.

Elle est apparue 11 fois le 1er jour; 2 fois le 2e jour.

Elle a cessé 2 fois avec l'éruption; 1 fois, 1 jour avant; 2 fois, 2 jours avant; 1 fois, 36 heures avant; 2 fois, un jour après; 3 fois, 3 jours après; 1 fois, 4 jours après; 1 fois, elle persiste au moment de la dessiccation.

CÉPHALALGIE — VARIOLE DISCRÈTE.

OBSERVATIONS	JOUR DE L'ÉRUPTION	DURÉE	JOUR D'APPARITION	JOUR DE CESSATION
Num. 5	quatrième jour	4 jours	premier jour	avec l'éruption
Num. 10	troisième jour	2 jours	premier jour	1 jour avant l'éruption
Num. 11	deuxième jour	2 jours	premier jour	avec l'éruption
Num. 14		4 jours		av. l'érupt. (épistaxis à ce moment).
Num. 6	sixième jour	pas de céphalalgie.		
Num. 7	septième jour			p. jusqu'à la dessiccat.
Num. 4	deuxième jour	1 jour		avec l'éruption
Num. 3	quatrième jour	5 jours	premier jour	1 jour après l'éruption
Num. 23	cinquième jour	5 jours	premier jour	1 jour après l'éruption
Laidet	cinquième jour	4 jours	deuxième jour	avec l'éruption
Bruni	troisième jour	3 jours	premier jour	avec l'éruption
Catel	troisième jour	5 jours	premier jour	le 2e jour de l'éruption
Num. 9 F	sixième jour	6 jours	premier jour	1 jour après l'éruption
Num. 9 H	quatrième jour	4 jours	jour de l'érupt.	3 jours après l'éruption

Dans la variole discrète, sur 14 observations, la céphalalgie a duré : 1 fois, 1 jour ; 2 fois, 2 jours ; 1 fois, 3 jours ; 3 fois, 4 jours ; 3 fois, 5 jours ; 1 fois, 6 jours.

Elle manque 1 fois.

Son apparition a eu lieu 8 fois, au début ; 1 fois, le 2e jour ; et 1 fois, le jour de l'éruption.

6 fois, elle a cessé le jour de l'éruption ; 1 fois, 1 jour avant ; 3 fois, 1 jour après ; 1 fois, le 2e jour ; et 1 fois, 3 jours après.

CÉPHALALGIE — VARIOLOIDE

OBSERVATIONS	JOUR DE L'ÉRUPTION	DURÉE	JOUR D'APPARITION	JOUR DE CESSATION
Num. 7	troisième jour	5 jours	premier jour	2 jours après l'éruption
Num. 20	cinquième jour	4 jours	premier jour	1 jour avant l'éruption
Num. 23	troisième jour	1 jour	premier jour	1 jour avant l'éruption
Num. 5	sixième jour	1 jour	premier jour	5 jour avant l'éruption
Kegl	cinquième jour	4 jours	début	1 jour avant l'éruption
Num. 6	quatrième jour	5 jours	début	1 jour après l'éruption
Georges	troisième jour	4 jours	début	2 jours après l'éruption
Num. 12	troisième jour	2 jours	début	12 h. avant l'éruption
Valet	quatrième jour	6 jours	début	2 jours après l'éruption
Bretaut	huitième jour	7 j. av. int.	début	avec l'éruption
Coles	troisième jour	3 jours	début	1 jour après l'éruption
N. 12 *bis*	troisième jour	4 jours	début	2 jours après l'éruption
N. 15	quatrième jour	3 jours	début	avec l'éruption
N. 16	quatrième jour	3 jours	début	1 jour avant l'éruption

La durée de la céphalalgie, dans la varioloïde, d'après 14 observations, a été : 2 fois, d'un jour ; 1 fois, de 2 jours ; 3 fois, de 3 jours ; 4 fois, de 4 jours ; 2 fois, de 5 jours ; 1 fois, de 6 jours ; 1 fois, de 7 jours, avec intensité.

Elle s'est toujours montrée dès le premier jour.

Elle a cessé : 2 fois, le jour de l'éruption ; 4 fois, 1 jour avant ; 1 fois, 12 heures avant ; 1 fois, 5 jours avant ; 2 fois, 1 jour après ; 4 fois, 2 jours après.

En résumé la durée totale de la céphalalgie, dans quatorze observations pour chaque variété, a été : pour la variole confluente, de 51 jours ; pour la discrète, de 45 jours, et de 48 pour la varioloïde.

En général, l'intensité est moindre pour la varioloïde.

III. *Frisson dans la variole.* — Il ne faut point croire que ce soit un phénomène constant du début, il peut manquer, même dans la variole confluente. Le plus souvent, à la période d'invasion, on voit apparaître la céphalalgie, quelquefois même la rachialgie, la myosalgie généralisée avant le frisson.

Il n'y a pas non plus un frisson unique, ce sont des frissonnements; des sensations de froid dans les membres, dans la région lombaire ou dorsale, qui se répètent pendant un ou plusieurs jours.

FRISSON — VARIOLE CONFLUENTE.

OBSERVATIONS	JOUR DE L'ÉRUPTION	DURÉE	JOUR DE L'APPARITION	JOUR DE CESSATION
—	—	—	—	—
Num. 18	cinquième jour	3 jours	premier jour	2 jours avant l'éruption
Num. 13	cinquième jour			
Num. 14	troisième jour	1 jour		2 jours avant l'éruption
Num. 10	quatrième jour	12 heures		2 jours 1/2 av. l'érup.
Num. 8	deuxième jour	12 heures		1 jour 1/2 av. l'érup.
Num. 13	troisième jour	p. de frisson		
Vautier	quatrième jour	2 jours	premier jour	2 jours avant l'éruption
Num. 20	troisième jour	pas de frisson		
Micaut	troisième jour	pas de frisson		
Num. 4	troisième jour	2 jours	premier jour	1 jour avant l'éruption
Num. 9 H.	quatrième jour	2 jours	premier jour	2 jours avant l'éruption
Num. 21	troisième jour	2 jours	premier jour	1 jour avant l'éruption
Num. 9	quatrième jour	36 heur.	deuxième jour	1 jour avant l'éruption

Sur 13 observations, le frisson, dans la variole confluente, a duré 2 fois, 12 heures ; 1 fois, 36 heures ; 1 fois, 1 jour ; 4 fois, 2 jours ; 1 fois, 3 jours. Il a manqué 3 fois.

Il est apparu le premier jour ; dans un cas cependant, il n'est survenu que le 2e jour de la maladie.

Il a cessé : 4 fois, 2 jours avant l'éruption ; 1 fois, 2 jours et demi avant ; 1 fois, 1 jour et demi avant ; 3 fois, 1 jour avant.

FRISSON — VARIOLE DISCRÈTE.

OBSERVATIONS	JOUR DE L'ÉRUPTION	DURÉE	JOUR D'APPARITION	JOUR DE CESSATION
Num. 5	quatrième jour	3 jours	premier jour	24 h. avant l'éruption
Num. 10	troisième jour	3 jours	premier jour	avec l'éruption
Num. 6	sixième jour	pas de frisson		
Num. 4	deuxième jour	pas de frisson		
Num. 3	quatrième jour	5 jours	premier jour	le lendem. de l'érupt.
Num. 23	cinquième jour	5 jours	premier jour	le lendem. de l'érupt.
Laidet	cinquième jour	4 jours	premier jour	24 h. avant l'éruption
Bruni	troisième jour	24 h.	premier jour	2 jours avant l'éruption
Catel	troisième jour	1 jour	premier jour	avec l'éruption
Num. 9 F	sixième jour	1 jour	premier jour	4 jours avant l'éruption

Sur 10 observations, le frisson, dans la variole discrète, a duré : 3 fois, un jour ; 2 fois, 3 jours ; 1 fois, 4 jours ; il a manqué 2 fois.

Dans tous les cas, il a débuté le premier jour.

Il a cessé : 2 fois, avec l'éruption ; 2 fois, 24 heures avant ; 1 fois, 2 jours avant ; 1 fois, 4 jours avant ; 2 fois, 1 jour après.

FRISSON — VARIOLOIDE.

OBSERVATIONS	JOUR DE L'ÉRUPTION	DURÉE	JOUR D'APPARITION	JOUR DE CESSATION
Num. 7	quatrième jour	4 jours	début	avec l'éruption
Num. 20	cinquième jour	4 jours	début	24 h. avant l'éruption
Num. 23	troisième jour	3 jours	début	avec l'éruption
Num. 16	quatrième jour	2 jours	deuxième jour	1 jour avant l'éruption
Num. 5	sixième jour	24 h.	premier jour	5 jours avant l'éruption
Kegl	cinquième jour	4 jours	début	avec l'éruption
Num. 6.	quatrième jour	pas de frisson		
Georges	troisième jour	24 h.	troisième jour	avec l'éruption
Num. 12	troisième jour	pas de frisson		
Valet	quatrième jour	5 jours	début	1 jour après l'éruption
Bretaut	huitième jour	7 jours	début	avec l'éruption
Coles	troisième jour	1 jour	début	1 jour avant l'éruption
N. 12 *bis*	troisième jour	1 jour	début	2 jours avant l'éruption
Num. 15	quatrième jour	36 h.	début	2 jours avant l'éruption

Dans la varioloïde, le frisson, sur 14 cas, a duré : 4 fois, 24 heures ; 1 fois, 36 heures ; 1 fois, 2 jours ; 1 fois, 3 jours ; 3 fois, 4 jours ; 1 fois, 5 jours ; une fois, 7 jours. Il a manqué 2 fois.

Il est apparu : 10 fois, le 1er jour ; 1 fois, le 2e ; 1 fois, le 3e.

Il a cessé : 5 fois, le jour de l'éruption ; 3 fois, 1 jour avant; 2 fois, 2 jours avant ; 1 fois, 5 jours avant ; 1 fois, 1 jour après.

Si nous résumons, nous voyons que la durée totale du frisson a été, dans la variole confluente, de 13 jours et demi pour 13 cas : dans la variole discrète, de 23 jours, pour 10 cas ; et dans la varioloïde, de 33 jours, pour 14 cas.

IV. *Nausées et vomissements dans la variole.* — Ce phénomène manque assez souvent. Les malades ont des nausées quand ils prennent un aliment, une boisson ; d'autres fois, ils ont des vomissements bilieux, verdâtres.

C'est un signe à répétition, se produisant 5, 6 fois dans une journée, ou 2 à 3 fois seulement. C'est ainsi qu'il faut entendre la durée que nous avons inscrite sur les tableaux.

Ces vomissements sont assez souvent accompagnés d'une douleur épigastrique, qui est souvent spontanée, et qui, quelquefois, n'apparaît qu'à la pression. Chez un grand nombre de malades, on rencontre une douleur présternale.

NAUSÉES ET VOMISSEMENTS DANS LA VARIOLE CONFLUENTE

OBSERVATIONS	JOUR DE L'ÉRUPTION	DURÉE	JOUR D'APPARITION	JOUR DE CESSATION
—	—	—	—	—
Num. 15	troisième jour	pas de nausées ni de vomissements		
Num. 17	quatrième jour	1 jour	deuxième jour	2 jours av. l'éruption
Num. 18	cinquième jour	pas de nausées ni de vomissements		
Num. 13	quatrième jour	2 jours	deuxième jour	avec l'éruption
Num. 14	troisième jour	pl. jours	premier jour	avec l'éruption

OBSERVATIONS	JOUR DE L'ÉRUPTION	DURÉE	JOUR D'APPARITION	JOUR DE CESSATION
Num. 10	quatrième jour	1 jour	jour de l'éruption	1 jour ap. l'éruption
Vautier	quatrième jour	1 jour	jour de l'éruption	prem. j. de l'érupt.
Num. 20	troisième jour	pas de nausées ni de vomissements		
Micaut	troisième jour	1 jour	premier jour	2 jours av. l'éruption
Catel	troisième jour	12 h.	premier jour	36 h. av. l'éruption
Num. 4	troisième jour	1 jour	premier jour	2 jours av. l'éruption
Num. 9 H	quatrième jour	12 h.	jour de l'éruption	avec l'éruption
Num. 21	troisième jour	pas de nausées		
Num. 8	quatrième jour	6 jours	début	3 jours ap. l'éruption

Dans la variole confluente, les nausées, et les vomissements, sur 14 observations, ont duré : 2 fois, 12 heures ; 5 fois, un jour ; 1 fois, 2 jours ; 1 fois, 6 jours ; 1 fois, plusieurs jours. Ils ont manqué 3 fois.

Leur apparition a eu lieu : 5 fois, au début ; 2 fois, le 2e jour ; 3 fois, le jour de l'éruption.

Ils ont cessé : 4 fois, le jour de l'éruption ; 3 fois, 2 jours avant ; 1 fois, 36 heures avant ; 1 fois, un jour après ; 1 fois, 3 jours après.

NAUSÉES ET VOMISSEMENTS DANS LA VARIOLE DISCRÈTE

OBSERVATIONS	JOUR DE L'ÉRUPTION	DURÉE	JOUR D'APPARITION	JOUR DE CESSATION
Num. 5	quatrième jour	12 h.	1 j. av. l'éruption	avec l'éruption
Num. 10	troisième jour	pas de nausées ni de vomissements		
Num. 11	deuxième jour	2 jours	1 j. av. l'éruption	avec l'éruption
Num. 13	troisième jour	2 jours	le jour de l'érupt.	1 jour ap. l'éruption
Num. 6	sixième jour	2 jours	4 j. av. l'éruption	2 jours av. l'éruption
Num. 7	septième jour	5 jours	5 j. av. l'éruption	avec l'éruption
Num. 4	deuxième jour	1 jour	1 j. av. l'éruption	avec l'éruption
Num. 3	quatrième jour	1 jour	le lend. de l'érupt.	le lend. de l'éruption
Num. 23	cinquième jour	3 jours	1 j. av. l'éruption	le 2e jour de l'érupt.
Laidet	cinquième jour	pas de nausées ni de vomissements		
Bruni	troisième jour	1 jour	2 j. av. l'éruption	36 h. av. l'éruption
Num. 9	sixième jour	2 jours	4 j. av. l'éruption	2 jours av. l'éruption

Dans la variole discrète, d'après 12 observations, les nausées et les vomissements ont duré : 1 fois, 12 heures : 3 fois, 1 jour; 4 fois, 2 jours; 1 fois, 3 jours; 1 fois, 5 jours. Ils ont manqué 2 fois.

Leur apparition a été : 4 fois, 1 jour avant l'éruption; 1 fois, 2 jours avant; 2 fois, 4 jours avant; 1 fois, 5 jours avant; 1 fois, le jour de l'éruption; 1 fois, le lendemain de l'éruption.

Ils ont cessé : 4 fois, le jour de l'éruption; 2 fois, 2 jours avant; 1 fois, 36 heures avant; 1 fois, le lendemain, et 1 fois, 1 jour après l'éruption.

NAUSÉES ET VOMISSEMENTS DANS LA VARIOLOIDE

OBSERVATIONS	JOUR DE L'ÉRUPTION	DURÉE	JOUR D'APPARITION	JOUR DE CESSATION
Num. 3	cinquième jour	1 jour	deux j. av. l'érupt.	avec l'éruption
Num. 1	cinquième jour	pas de nausées ni de vomissements		
Num. 7	troisième jour	pas de nausées ni de vomissements		
Num. 20	cinquième jour	1 jour	troisième jour	la veille de l'éruption
Num. 5	sixième jour	1 jour	deuxième jour	3 jours avant l'éruption
Kegl	cinquième jour	12 h.	le lendemain	
Num. 6	quatrième jour	pas de nausées ni de vomissements		
Georges	troisième jour	pas de nausées ni de vomissements		
Num. 12	troisième jour	1 jour	premier jour	2 jours avant l'éruption
Valet	quatrième jour	4 jours	deuxième jour	le lendem. de l'érupt.
Bretaut	huitième jour	2 jours	troisième jour	4 jours avant l'éruption
Coles	troisième jour	36 h.	24 h. av. l'érupt.	avec l'éruption
N. 12 *bis*	troisième jour	pas de nausées ni de vomissements		
Num. 15	quatrième jour	pas de nausées ni de vomissements		

D'après 14 observations de varioloïde, les nausées et les vomissements ont duré : 1 fois, 12 heures; 4 fois, un jour; 1 fois, 36 heures; 1 fois, 2 jours; 1 fois, 4 jours. Ils ont anqué 6 fois.

L'apparition a été : 1 fois, le premier jour; 2 fois, le 2e; 2 fois, le 3e; 1 fois, 2 jours avant l'éruption; 1 fois, 24 heures avant; 1 fois, le lendemain de l'éruption.

La cessation a eu lieu : 2 fois, le jour de l'éruption; 1 fois, la veille; 1 fois, 2 jours avant; 1 fois 3 et 1 fois 4 jours avant l'éruption; 1 fois, le lendemain.

§ II

ÉRUPTION

Le jour de l'éruption est loin d'être le même dans la variole, même dans chaque variété. Ce sont donc des types que nous représentons dans nos tableaux.

D'ailleurs, le début précis de l'éruption passe souvent inaperçu : on regarde la face, et s'il n'y a pas de boutons varioliques, on se déclare satisfait, tandis qu'à ce moment même il peut se faire qu'il y ait déjà des papules varioliques à la région dorsale, à la région fessière ou sacrée, ou au *voile du palais*. De plus, si l'on s'en tient au dire du malade, on risque fort de se tromper sur le jour de l'éruption.

Pour éviter ce double écueil, nous ne présentons dans les tableaux suivants, que des malades où l'on a été témoin de la période éruptive.

ÉRUPTION — VARIOLE CONFLUENTE

OBSERVATIONS	JOUR DE L'APPARIT. DE L'ÉRUPT.	OBSERVATIONS	JOUR DE L'APPARIT. DE L'ÉRUPT.
—	—	—	—
Num. 2	deuxième jour	H	troisième jour
Num. 8	deuxième jour	Num. 9	troisième jour
Num. 22	deuxième jour	Unger	troisième jour

OBSERVATIONS	JOUR DE L'APPARIT. DE L'ÉRUPT.	OBSERVATIONS	JOUR DE L'APPARIT. DE L'ÉRUPT
—	—	—	—
Varenne	deuxième jour	Num. 9 H	quatrième jour
Cros	deuxième jour	Num. 10	quatrième jour
A	troisième jour	Num. 13	quatrième jour
B	troisième jour	Num. 17	quatrième jour
P	troisième jour	F	quatrième jour
Y	troisième jour	Vautier	quatrième jour
Num. 1	troisième jour	Num. 13	quatrième jour
Num. 4	troisième jour		
Num. 14	troisième jour	Guérite	quatrième jour
Num. 20	troisième jour	Num. 9	cinquième jour
Cartier	troisième jour	Num. 11	cinquième jour
Caudreja	troisième jour	Num. 18	cinquième jour
Micaut	troisième jour	Ponsard	cinquième jour
Defardieu	troisième jour	Debène	cinquième jour
Catel	troisième jour	Nicolas	cinquième jour
E	troisième jour	Féroel	sixième jour
G	troisième jour		

Ainsi, l'éruption, sur 38 observations, a eu lieu : 5 fois, le 2e jour; 18 fois, le 3e jour; 8 fois, le 4e; 6 fois, le 5e, une fois, le 6e.

ÉRUPTION — VARIOLE DISCRÈTE

OBSERVATIONS	JOUR D'APPARITION DE L'ÉRUPT.	OBSERVATIONS	JOUR D'APPARITION DE L'ÉRUPT.
—	—	—	—
Num. 4	deuxième jour	Num. 9	quatrième jour
C	deuxième jour	Num. 16	quatrième jour
Num. 36	deuxième jour	Tirerd	quatrième jour
Num. 11	deuxième jour	Volay	quatrième jour
Cros	deuxième jour	Huway	quatrième jour
Num. 10	troisième jour	Num. 25	quatrième jour
Bruni	troisième jour	Clos	quatrième jour
Catel	troisième jour	Vandemalle	cinquième jour
Num. 3	quatrième jour	Num. 23	cinquième jour
Grosjean	quatrième jour	Num. 12	cinquième jour

OBSERVATIONS	JOUR DE L'APPARIT. DE L'ÉRUPT.	OBSERVATIONS	JOUR DE L'APPARIT. DE L'ÉRUPT.
—	—	—	—
Guérin	quatrième jour	Laidet	cinquième jour
Laguieu	quatrième jour	Num. 9 F	sixième jour
Macre	quatrième jour	Num. 6	sixième jour
Giraut	quatrième jour	Num. 7	septième jour
Barbet	quatrième jour	Num. 4 F	septième jour
Num. 5	quatrième jour		

En résumé, sur 31 observations, l'éruption apparaît : 5 fois, le 2e jour ; 3 fois, le 3e ; 15 fois, le 4e ; 4 fois, le 5e ; 2 fois, le 6e ; 2 fois, le 7e jour.

ÉRUPTION — VARIOLOÏDE

OBSERVATIONS	JOUR D'APPARITION DE L'ÉRUPT.	OBSERVATIONS	JOUR D'APPARITION DE L'ÉRUPT.
—	—	—	—
Isoard	deuxième jour	Girardin	quatrième jour
Vergne	deuxième jour	Grandclair	quatrième jour
Bageos	deuxième jour	Gonnet	quatrième jour
Broun	troisième jour	Keinelsbarh	quatrième jour
Coffinet	troisième jour	Num. 4	quatrième jour
Gelle	troisième jour	Num. 6	quatrième jour
Guntrum	troisième jour	Valet	quatrième jour
K	troisième jour	Grosjean	quatrième jour
Num. 23	troisième jour	B	quatrième jour
Georges	troisième jour	Thomas	quatrième jour
Num. 12	troisième jour	Num. 15	quatrième jour
Coles	troisième jour	Num. 16	quatrième jour
Num. 26	troisième jour	Benner	cinquième jour
Num. 15	troisième jour	Travers	cinquième jour
Num. 7	troisième jour	Dicop	cinquième jour
Num. 12 (bis)	troisième jour	Num. 20	cinquième jour
M	troisième jour	Kegl	cinquième jour
Grimard	troisième jour	A	cinquième jour
Schlund	quatrième jour	Num. 5	cinquième jour
West	quatrième jour	G	septième jour
		Num. 35	septième jour
		Bretaut	huitième jour
			huitième jour

Sur 43 observations, l'éruption dans la varioloïde s'est faite : 3 fois, le 2e jour; 15 fois, le 3e; 14 fois, le 4e; 7 fois, le 5e; 2 fois, le 7e; 2 fois, le 8e jour.

Tous les auteurs se sont contentés de données approximatives. Que trouvons-nous, en effet, dans une clinique des plus célèbres? « Lorsqu'elle (la variole) apparaît à la fin du 2e jour, elle est infailliblement confluente; au 3e jour elle l'est presque toujours; au 4e et à plus forte raison au 5e et au 6e jour elle est nécessairement discrète (1). » Quand on émet une pareille affirmation en médecine, il arrive souvent que l'expérience du lendemain vous dément. Que voyons-nous, en effet, dans nos observations? Dans trois cas, l'éruption a eu lieu le 2e jour, et les malades n'ont eu qu'une varioloïde.

Pour la variole confluente, dans 38 observations, nous voyons l'éruption se montrer : 8 fois, le 4e jour; 6 fois, le 5e; 1 fois, le 6e, sans qu'il y ait eu ce cortége de phénomènes signalés par Sydenham.

§ III

SUPPURATION

La production de leucocytes dans certaines pustules a lieu avant cette époque, mais elle n'influe pas sur la température. Pour nous, cette période commence du moment que la courbe thermométrique de stationnaire reprend des oscillations ascendantes. Voilà son début précis. Sa fin n'est autre que la cessation de la fièvre; partant, lorsque le thermomètre sera descendu à 37°6 ou 37°7 et au-dessous, le processus actif de la suppura

(1) Trousseau. Clinique méd. de l'Hôtel-Dieu, 5e édit., p. 5.

tion sera à peu près terminé. Il est bien clair que le phénomène de la dessiccation est complétement passif et qu'il ne produit pas de fièvre.

Mais tant qu'un processus actif de suppuration se passe dans les pustules des différentes régions du corps, le mouvement fébrile s'accuse plus ou moins et ne cesse qu'avec le processus lui-même.

Voici d'ailleurs certains caractères de la fièvre de suppuration.

SUPPURATION — VARIOLE CONFLUENTE

OBSERVATIONS	DURÉE	JOUR APRÈS L'ÉRUPTION	JOUR D'APPARITION	JOUR DE CESSATION
Cros	3 jours	cinquième jour	6e jour de la maladie	9e jour de la maladie
Cartier	11 jours	troisième jour	sixième jour	dix-septième jour
Num. 10	5 jours			
Lirerd	5 jours		neuvième jour	quatorzième jour
Debant	9 jours	septième jour	huitième jour	dix-septième jour
Num. 1	6 jours	septième jour	huitième jour	quatorzième jour
Candrega	10 jours	quatrième jour	sixième jour	seizième jour
Num. 14	5 jours	troisième jour	septième jour	douzième jour
Ponsard	9 jours	cinquième jour	sixième jour	quinzième jour
Unger	8 jours	troisième jour	septième jour	quinzième jour
Guérite	15 jours	quatrième jour	huitième jour	vingt-troisième jour
Nicolas	8 jours	troisième jour	cinquième jour	douzième jour
Debène	19 jours	quatrième jour	neuvième jour	dix-neuvième jour
A	16 jours	sixième jour	huitième jour	23e jour au moins
F	5 jours	cinquième jour	neuvième jour	quatorzième jour
H	20 jours	sixième jour	huitième jour	vingt-septième jour
Feroel	10 jours	sixième jour	neuvième jour	dix-huitième jour
Micaut	5 jours	troisième jour	huitième jour	douzième jour
Varenne	5 jours			
Num. 9 H	5 jours	quatrième jour	sixième jour	onzième jour
Num. 13	3 jours	troisième jour	septième jour	dixième jour
Num. 4	3 jours	troisième jour	cinquième jour	huitième jour
R	8 jours	huitième jour	dixième jour	quinzième jour

Ainsi, pour la variole confluente, la durée de la suppuration a été, sur 23 observations : 3 fois de 3 jours, 7 fois de 5 jours, 1 fois de 6 jours, 3 fois de 8 jours, 2 fois de 9 jours, 2 fois de 10 jours, 1 fois de 11 jours, 1 fois de 15 jours, 1 fois de 16 jours, 1 fois de 19 jours, et 1 fois de 20 jours.

Le jour d'apparition a été, sur 21 cas : 2 fois le 5e jour de la maladie, 5 fois le 6e, 3 fois le 7e, 6 fois le 8e, 4 fois le 9e, 1 fois le 10e.

Elle a cessé : 1 fois le 8e jour de la maladie, 1 fois le 9e, 1 fois le 10e, 1 fois le 11e, 3 fois le 12e, 3 fois le 14e, 3 fois le 15e, 1 fois le 16e, 2 fois le 17e, 1 fois le 18e, 1 fois le 19e, 2 fois le 23e, 1 fois le 27e jour.

SUPPURATION — VARIOLE DISCRÈTE.

OBSERVATIONS	DURÉE	JOUR APRÈS L'ÉRUPTION	JOUR D'APPARITION	JOUR DE CESSATION
Grosjean	3 jours			
Giraut	5 jours	troisième jour	septième jour	onzième jour
Jouannin	2 jours	quatrième jour	septième jour	huitième jour
Vandemalle	5 jours	quatrième jour	huitième jour	douzième jour
Macre	3 jours	troisième jour	septième jour	dixième jour
Laguieu	2 jours	troisième jour	neuvième jour	dixième jour
Num. 36	2 jours	quatrième jour	cinquième jour	septième jour
Guérin	3 jours	quatrième jour	septième jour	onzième jour
Grosjean *bis*	2 jours	troisième jour	sixième jour	huitième jour
Num. 8 F	4 jours	quatrième jour	sixième jour	neuvième jour
Barbet	3 jours	troisième jour	septième jour	neuvième jour
Num. 9 F	3 jours	troisième jour	huitième jour	dixième jour
Bruni	3 jours	troisième jour	cinquième jour	septième jour
Num. 23 F	2 jours	quatrième jour	septième jour	neuvième jour
Laidet	5 jours	troisième jour	huitième jour	douzième jour

Dans la variole discrète, sur 15 cas, la durée de la suppuration a été 5 fois de 2 jours, 6 fois de 3 jours, 1 fois de 4 jours, 3 fois de 5 jours.

Elle est apparue : 2 fois le 5e jour, 2 fois le 6e, 6 fois le 7e, 3 fois le 8e, et 1 fois le 9e jour de la maladie.

Elle a cessé : 1 fois le 7e, 2 fois le 8e, 3 fois le 9e, 3 fois le 10e, 2 fois le 11e, et 2 fois le 12e jour de la maladie.

En prenant au hasard 13 observations de variole confluente, et le même nombre de variole discrète, nous arrivons pour la fièvre de suppuration de la variole confluente à une durée totale de 155 jours, et de 47 pour la variole discrète.

§ IV

DESSICCATION

C'est au visage que commence la dessiccation; elle se montre d'abord sur quelques pustules de la face, des ailes du nez, ou du pourtour de la cavité buccale, alors que les autres sont en pleine suppuration; puis cette dessiccation envahit progressivement toutes les autres pustules.

DESSICCATION — VARIOLE CONFLUENTE

OBSERVATIONS	JOUR DE L'ÉRUPTION	DÉBUT DE LA DESSICCATION	DURÉE
Num. 13	troisième jour	4e j. de l'éruption	6 jours
Num. 20	troisième jour	sixième jour	7 jours
Num. 8	quatrième jour	quatrième jour	7 jours
Varenne	quatrième jour	sixième jour	5 jours
Num. 20	troisième jour	sixième jour	
Num. 9	quatrième jour	cinquième jour	5 jours
Demi-confluente, Num. 4	deuxième jour	quatrième jour	4 jours
Num. 21	troisième jour	quatrième jour	4 jours
Num. 11	troisième jour	cinquième jour	7 jours
Intrignes	quatrième jour	neuvième jour	8 jours
Pierre	troisième jour	dixième jour	5 jours

Sur 11 cas, le début de la dessiccation a eu lieu 4 fois le 4e jour de l'éruption, 2 fois le 5e, 3 fois le 6e, 1 fois le 9e, et 1 fois le 10e.

La durée a été 2 fois de 4 jours, 3 fois de 5 jours, 1 fois de 6, 3 fois de 7, et 1 fois de 8 jours.

DESSICCATION — VARIOLE DISCRÈTE

OBSERVATIONS	JOUR DE L'ÉRUPTION	DÉBUT DE LA DESSICCATION	DURÉE
Catel	troisième jour	6e jour de l'éruption	3 jours
Barbet	quatrième jour	quatrième jour	4 jours
Num. 9	sixième jour	quatrième jour	3 jours
Macre	quatrième jour	sixième jour	3 jours
Num. 7	septième jour	quatrième jour	4 jours
Gounot	cinquième jour	septième jour	3 jours
Num. 23	cinquième jour	quatrième jour	3 jours
Num. 16	quatrième jour	cinquième jour	3 jours
Gimfleld	quatrième jour	cinquième jour	4 jours
Schlund	troisième jour	cinquième jour	4 jours
Grosjean	quatrième jour	cinquième jour	3 jours
Guérin	quatrième jour	sixième jour	5 jours
Dupuy	quatrième jour	quatrième jour	4 jours

Pour 13 cas, dans la variole discrète, le début de la dessiccation a eu lieu 5 fois le 4e jour de l'éruption, 4 fois le 5e jour, 3 fois le 6e jour, et 1 fois le 7e jour.

La durée a été 7 fois de 3 jours, 5 fois de 4 jours et 1 fois de 5.

DESSICCATION — VARIOLOIDE

OBSERVATIONS	JOUR DE L'ÉRUPTION	DÉBUT	DURÉE
Valet	quatrième jour	3e jour de l'éruption	2 jours
Num. 12	troisième jour	troisième jour	2 jours
Num. 15	quatrième jour	troisième jour	2 jours

OBSERVATIONS	JOUR DE L'ÉRUPTION	DÉBUT	DURÉE
—	—	—	—
Num. 12	troisième jour	quatrième jour	3 jours
Girardin	quatrième jour	cinquième jour	2 jours
Benner	cinquième jour	quatrième jour	2 jours
Travers	cinquième jour	troisième jour	3 jours
Gelle	troisième jour	cinquième jour	2 jours
Keinelsbarh	quatrième jour	troisième jour	3 jours
Num. 35	quatrième jour	quatrième jour	3 jours
Coles	troisième jour	quatrième jour	3 jours
Bretaut	huitième jour	quatrième jour	4 jours
Num. 12	troisième jour	troisième jour	3 jours
Num. 6	quatrième jour	troisième jour	4 jours

Pour 14 cas de varioloïde, le début de la dessiccation a été 7 fois le 3e jour de l'éruption, 5 fois le 4e, et 2 fois le 5e jour.

La durée a été 6 fois de 2 jours, 6 fois de 3 jours, et 2 fois de 4 jours.

En résumé, si nous prenons un nombre égal d'observations de chacune des trois variétés, nous trouvons, pour 11 cas, comme durée totale de la dessiccation 58 jours pour la variole confluente, 40 jours pour la variole discrète, et 34 jours pour la varioloïde.

§ V

TEMPÉRATURE DANS LA VARIOLE

L'étude de la température dans la variole a été l'objet de savantes recherches de la part de Traube, Spielmann, Thomas, Richard, Léo, Ernest Labbée (1).

Avant de commencer l'étude de ce phénomène dans chaque

(1) Recherches cliniques sur les modifications de la température et du pouls dans la fièvre typhoïde et les varioles régulières.

variété, qu'il nous soit permis de dire qu'il nous semble que c'est à tort que l'on s'est servi des phénomènes locaux pour diviser la maladie en périodes, et qu'ainsi l'on s'est exposé à décrire de la dessiccation dans la période de suppuration; et de trouver des symptômes prodromiques dans la période d'éruption, puisque la rachialgie, par exemple, ne cesse souvent qu'après l'éruption.

En nous adressant aux phénomènes généraux, surtout à l'un d'entre eux, la température, qui nous donne des périodes très-nettes, nous avons cru éviter cet écueil.

Le tracé de la température nous fournit, en effet, deux périodes très-distinctes.

La première se compose d'une ligne ascensionnelle; d'un sommet ou fastigium qui correspond à peu près à la période prodromique, et d'une ligne descendante qui correspond à l'éruption; c'est la seule qui existe dans la varioloïde.

Dans la deuxième période, nous voyons une courbe ascendante, un sommet à angle plus ou moins aigu; ce qui correspond au processus actif de la suppuration, et une ligne descendante à oscillations plus ou moins régulières, qui correspond à la dessiccation. Dès que la température est à 37°6 ou au-dessous, l'évolution active de la maladie est finie et la convalescence commence.

I. — Température dans la variole confluente.

Première période comprenant l'invasion et l'éruption. — Nous ne décrirons pas la marche de la température tout à fait au début, ne l'ayant pas observée d'une manière assez régulière. Mais 24, 36 heures avant l'éruption, la température est très-élevée; elle atteint 40°6, 40°7; quelquefois même 41° et plus. Disons ici que ce n'est point là une température propre à la variole confluente et que ce chiffre peut être aussi considérable dans la période prodromique de la varioloïde la plus bénigne.

Arrive l'éruption qui est la 2e phase de la 1re période, et la température décroît dès la 1re journée, puis la décroissance a lieu de la manière suivante :

1° Dans bon nombre de cas, en 36 heures, la température descend à 37°7 ou 38°. (Voy. obs. XVIII, articl. orchite.)

2° D'autres fois, le 4e jour de l'éruption, la température tombe à 38°3 ou 38°4, pour remonter bientôt. (Je parle toujours des rémissions du matin.)

3° Il est des cas où la température n'atteint le chiffre de 38° le matin, avec 38°3 ou 38°5 le soir, que le 5e jour de l'éruption.

4° Enfin il y a des varioles confluentes où la température ne tombe à 38°1 ou à 38°2, que le 6e jour de l'éruption.

Quelquefois même la température ne présente son minimum que le 7e jour, 37°9 à 38°.

La température arrivée à son minimum y reste-t-elle longtemps?

1° En général, elle conserve son minimum pendant 15 à 18 heures, ou bien elle oscille autour de ce chiffre, de telle sorte qu'on trouve des minima peu différents, dans un même jour, à la visite du matin et du soir, 37°6 à 38°4.

2° Il est des cas où la température oscille, après être tombée, aux environs de 38°5 à 38°6, le 2e, 3e jour, et quelquefois le 4e jour de l'éruption.

2e *Période* (qui comprend la suppuration et la dessiccation). — Les maxima de cette période sont 40°8 à 40°; les minima sont 38°8 à 40°.

1° Marche normale. — La température s'élève progressivement; elle offre une marche ascendante sans rémissions et atteint son maximum, tantôt en 24 heures, tantôt en 3 jours, tantôt en 4 jours.

2° Marche anormale. — Il est des cas où la suppuration se fait en deux temps : de telle sorte qu'il existe une *fièvre de suppuration doublée*. C'est là un fait incontestable; nous avons sous les yeux une observation qui ne laisse aucun doute. Dans ce cas, l'ascension à périodes sans rémissions dure 3 jours et demi; la température atteint 39°2; puis, en 12 heures, elle descend à 38°, sans qu'il y ait aucun phénomène particulier, si ce n'est que la dessiccation faciale est très-accusée, et que les extrémités des membres sont en pleine suppuration. Nous pourrions citer 7 observations semblables. Nous pensons donc que la première période fébrile correspond à la suppuration faciale, cervicale, et que la seconde correspond à la suppuration des autres parties.

En général, ce minimum ne se maintient pas longtemps. Cependant, dans quelques cas, la température reste autour de 38° à 38°4 pendant 24 à 36 heures.

Arrive la 2e partie, la seconde fièvre de suppuration, et en 48 heures la température peut s'élever à 40°5 et plus, sans rémissions le matin.

Le pouls suit en général la marche de la température; il varie de 70 à 102 dans la première fièvre, et de 84 à 115 pendant la seconde. Il parcourt à peu près les mêmes périodes, les mêmes oscillations.

Avec le fastigium, la dessiccation commence à la face, et partiellement sur le corps. C'est alors que la température baisse, mais la courbe offre des oscillations diurnes très-nettes.

En 56 heures, d'autres fois en 4 jours, la température tombe à 37°6 : c'est là un indice du début de la convalescence.

Dans quelques cas, c'est 25 jours après le fastigium que la température tombe à 37°3. Cela s'observe quand il se forme des abcès, des phlegmasies diffuses. (Voy. obs. Ire).

C'est cette période qui correspond à la dessiccation; mais lorsque la température tombe à 37°6, la dessiccation est presque complète.

La température peut cependant rester élevée, bien que la dessiccation soit complète : c'est dans les cas où il existe une phlegmasie, une manifestation viscérale quelconque.

OBSERVATION Ire.

VARIOLE CONFLUENTE, DÉLIRE, ABCÈS.

Le nommé Ponsard, 21 ans, cuisinier, est entré le 2 janvier 1868, à l'hôpital Saint-Antoine, salle Saint-Louis, n° 38.

Bonne constitution, n'a jamais été malade; le 29 décembre il a été pris d'une violente céphalalgie, de douleurs lombaires, de faiblesse très-grande dans les jambes; point d'envies de vomir; point de sueurs; le 31 décembre l'éruption variolique s'est montrée.

2 Janvier (troisième jour de l'éruption). — P 96; peau couverte de boutons de variole non ombiliqués; soif; constipation.

3 Janvier. — TR 38°5. Délire violent qui a nécessité la camisole de force.

4 Janvier. — P 112; TR 38°4; éruption confluente.

5 Janvier. — P. 120; TR 38°9; a déliré la nuit; un peu de carphologie, de tremblement des lèvres; la suppuration commence.

6 Janvier. — P 116; TR 38°6; délire calme, a beaucoup diminué.

7 Janvier. — P 136; TR 39°6; pustules très-largement ombiliquées aux fesses et brunâtres au centre; suppuration.

8 Janvier. — P 136; TR 40°2; diarrhée; selles fétides.

9 Janvier. — P 124; TR 40°.

10 Janvier. — P 104 ; TR 39°2 ; soir P 88 ; TR 39°2 ; la dessiccation se montre presque partout.

11 Janvier. — P 100 ; TR 39°3 ; un peu d'agitation.

12 Janvier. — P 104 ; TR 39°2 ; délire la nuit, agitation, dessiccation.

13 Janvier. — P 120 ; TR 39° ; délire.

14 Janvier. — P 100 ; TR 39°2.

15 Janvier. — P 100 ; TR 39°9 ; on rencontre de petits boutons vésico-pustuleux au milieu des pustules desséchées ; plusieurs petits abcès au niveau des grands trochanters tendant à donner lieu à une eschare ; dessiccation et desquamation.

16 Janvier. — P 92 ; TR 38°2.

17 Janvier. — P 100 ; TR 39°2 ; quelques pustules d'ecthyma.

18 Janvier. — P 92 ; TR 39°2.

19 Janvier. — P 96 ; TR 39°4.

20 Janvier. — P 96 ; TR 39°.

21 Janvier. — TR 38°9 ; plusieurs abcès se montrent ; le mal de gorge, qui est apparu au début, persiste encore.

22 Janvier. — P 88 ; TR 38°8.

23 Janvier. — P 92 ; TR 38°2 ; plusieurs des abcès ont été ouverts.

24 Janvier. — TR 38°7 ; les abcès suppurent.

25 Janvier. — TR 39°1 ; nouveaux abcès.

27 et 28 Janvier. — TR 38°6.

31 Janvier. — TR 38°.

1er Février. — TR 38°2.

3 Février. — P 88 ; TR 38°4 ; vaste abcès de l'épaule.

4 Février. — P 92 ; TR 38°3 ; l'abcès de l'épaule a été ouvert.

5 Février. — TR 37°3.

7 Février. — P 72 ; TR 37°6.

Sort guéri.

Réflexions. — Si nous examinons la courbe de la température, nous assistons à la fin de la période d'éruption ; la température est tombée à 38°5; le délire cesse et la température néanmoins se maintient à 38°4. C'est alors, le 5 janvier, que commence la seconde période; la courbe est presque ascendante, sauf une rémission qui survient du 5 au 6. La température atteint son apogée le 8, à 40°2. Alors elle décroît et tombe à 39°, pour se relever et atteindre près de 40° le 15. Le 15, le délire cesse; il semble qu'il y ait une défervescence, puisque la température tombe à 38°2 le 16; mais il survient des poussées successives d'abcès qui maintiennent la température au-dessus de 38°5, jusqu'au 5 février. A cette époque, le malade entre en convalescence, puisque la température tombe à 37°3.

II. — Température dans la variole discrète.

1re *Période.* — La première phase, qui est celle des prodromes, a été déjà décrite pour certains caractères : il ne reste qu'à voir la marche de la température.

Celle-ci progresse dans cette partie de la courbe à peu près comme dans la variole confluente; elle atteint les chiffres de 40°6 comme maximum, et de 39°6 comme minimum.

2e *Phase.* — Ici encore la température tombe toujours, et cela dans l'espace de 24, 48 heures, quelquefois le 3e jour seulement.

Tantôt le thermomètre descend à 37°9 ou au-dessous, tantôt il reste à 38° à 38°2 pour remonter ensuite. (Je parle ici des minima.)

Après être tombée, combien de temps la température reste-t-elle à son minimum ? En général 24 heures, rarement 36.

2e *période.* — Nous avons vu les variétés du début de la 2e période. Ici la température peut atteindre des chiffres assez élevés, surtout le soir pendant ses maxima.

D'une manière générale, le phénomène de suppuration est court; en 24 heures la température atteint ses maxima qui varient entre 38°5 et 39°6. Ce chiffre n'est que passager.

Ici encore il existe donc quelques variétés :

1° Tantôt le maximum ne dépasse pas 38°5;

2° Tantôt, et c'est le cas le plus général, elle atteint à peine 39°;

3° Enfin, dans certains nombres de cas, elle atteint 39°6.

La chute se fait rapidement pendant que la suppuration s'achève et que la dessiccation envahit la face et les autres parties du corps.

Ce phénomène de dessiccation marche parallèlement à celui de la suppuration; ils coexistent; mais tandis que la dessiccation faciale s'opère, la suppuration se fait ailleurs.

La dessiccation débute donc au milieu de la phase suppurative.

De son fastigium, la température descend bientôt à son chiffre normal 37°6 et au-dessous, et cela tantôt en deux jours, tantôt en trois jours, tantôt, ce qui est plus rare, en quatre jours.

III. — Température dans la varioloïde

Nous ne trouvons ici qu'une seule période qui comprend comme stades : 1° les prodromes; 2° l'éruption.

Pendant les prodromes, que nous avons appris à connaître, nous voyons une courbe ascendante présentant quelques légères rémissions.

Ce n'est guère que les deux ou trois jours qui précèdent l'éruption que la température s'élève brusquement et atteint de 37°4 à 40° et même au-dessus. (Voy. obs. II.)

Ainsi donc, quand la partie prodromique est longue, les premiers jours sont marqués par une température peu considérable.

Cette phase présente des maxima 40°9, 41°, 40° et des minima 39°5, 39°4.

Au moment du fastigium arrive l'éruption : le jour même, chute de la température.

1° Tantôt, en 36 heures, la température tombe à 37°5 (voy. obs. II) avec des exacerbations et des rémissions; la courbe est rapide et descendante;

2° D'autres fois, c'est en 56 heures que la température atteint 37°7;

3° Ailleurs, c'est le 3e jour que la température tombe au-dessous de 38°;

4° Dans d'autres cas, la température tombe le jour de l'éruption à 38°5 ou 38°6; puis elle oscille pendant 3, 4 et 5 jours avant d'atteindre 37°5 ou au-dessous avec des exacerbations le soir.

Dans ces derniers cas, cela tient à ce que l'éruption ne se fait pas d'un seul jet, mais bien successivement ou par poussées successives. (Voy. obs. III.)

En résumé, la courbe générale de la varioloïde est un angle aigu qui tend à devenir angle droit et à côtés plus ou moins allongés.

Tantôt c'est le côté prodromique qui est le plus long, tantôt c'est le côté éruptif.

Le pouls suit les oscillations de la température et lui est à peu près parallèle.

OBSERVATION II

VARIOLOÏDE

Salle Saint-Augustin. — Hôpital Saint-Antoine.

Le nommé X est alité depuis quinze jours. Il se plaint de mal de tête et d'estomac ; courbature depuis quelques jours, diarrhée, tousse un peu, pouls légèrement dicrote. Stupeur, langue sèche, rapeuse, chancre au prépuce avec écoulement. Desquamation épithéliale des gencives intense.

9 Janvier. — P 92 ; T 40°.

10 Janvier. — P 90 ; T 39° ; il dit qu'il y a 15 jours qu'il s'est aperçu de son écoulement, et dit avoir vu une femme un mois auparavant. Pas d'autre maladie. État actuel : mal de tête, douleurs dans la fosse iliaque droite sans gargouillement.

Taches rosées lenticulaires disparaissant sous la pression, tremblement vermiculaire de la langue, surdité, bourdonnements d'oreilles, rien dans la poitrine.

Soir. — P 92; T 39°8; céphalalgie moindre.

11 Janvier. — P 76; T 37°4.

Soir. — T 38°.

12 Janvier. — P 80; T 37°2; peau couverte de sueur, blennorrhée préputiale, bain.

13 Janvier. — P 68 ; pas de diarrhée ; T 37°4.

14 Janvier. — P. 78; T 37°4. Soir P 76; T 35°7.

Vers le 18 janvier et jours suivants, il a plus de fièvre le soir ; frissons. P. 80; T 39°1. Céphalalgie, mal au côté gauche, ne peut se coucher à gauche ; il y a un peu de submatité et de faiblesse respiratoire ; toux forte, pas de crachats, sueurs, insomnie.

24 Janvier. — P 92; T 40° ; éruption variolique.

25 Janvier. — P 62; T 37°8.

26 Janvier. — P 58 ; T 37°6.

En examinant la courbe thermométrique de cette varioloïde, nous voyons qu'il n'y a que la première période : la seconde a complétement manqué. Cette période se compose d'une courbe ascendante qui dure 7 jours, presque sans oscillations, ne dépassant pas 39° le 6e jour, et le 7e atteignant 40°. C'est alors qu'apparaît l'éruption et un jour après la température tombe à 37°5 ; puis le thermomètre descend même jusqu'à 37° pour osciller ensuite autour de 37°5.

OBSERVATION III

VARIOLOÏDE A POUSSÉES SUCCESSIVES, PAS DE FIÈVRE SECONDAIRE

La nommée Grimard, âgée de 19 ans, marchande de tabacs, est entrée le 15 décembre 1869 à l'hôpital de la Pitié, dans le service de M. le docteur Molland pour y faire ses couches.

Convalescente d'une pelvi-péritonite survenue après l'accouchement, qui nécessita l'application de 10 sangsues et un séjour d'une semaine au lit, elle fut prise le 17 janvier au soir de céphalalgie, de rachialgie, d'envies de vomir ; le lendemain elle vomit de l'eau amère, toutefois la rachialgie avait disparu.

19 Janvier. — P 104 ; T 40°5. Soir, a vomi dans la journée.

20 Janvier. — Matin, P 102 ; TR 38°6 ; mal à la gorge, l'éruption se montre. Soir, P 106 ; TR 38°4 ; souffre davantage de la gorge.

21 Janvier. — P 88 ; TR 38°4 matin, sueurs ; peau moite. Soir, P 96 ; TR 38°9 ; sueurs encore.

22 Janvier. — Matin, P 72 ; TR 37°8 ; petites pustules blanchâtres et entourées d'un cercle rouge. Soir, P 80 ; TR 38°7 ; nouvelle éruption, ou plutôt nouvelle poussée vers les pustules existant déjà.

23 Janvier. — Matin, P 84 ; TR 37°7 ; les pustules ont grossi encore. Soir, P 104 ; TR 38°2 ; quelques pustules gonflées et remplies de pus.

24 Janvier.—Matin, P 92; TR 37°4; on rencontre cinq boutons qui sont douloureux; pas de dessiccation encore. Soir, P 84; TR 38°4; ne souffre pas davantage; les cinq boutons douloureux sont aussi gonflés.

25 Janvier. — Matin, P 88; TR 37°2; dessiccation. Soir, P 76; TR 37°2.

26 Janvier. — Matin, P 72; TR 37°3. Soir, P 94; TR 37°5.

27 Janvier. — Matin, P 90; TR 37°6; dessiccation à peu près complète. Soir, P 92; TR 37°7.

28 Janvier. — Matin, P 84 faible; TR 37°7. Soir, P 100; TR 37°8.

29 Janvier. — Matin, P 92; TR 37°7. Soir, P 100; TR 37°6.

30 Janvier. — P 92; TR 37°3.

31 Janvier. — P 84.

Nous assistons ici à une varioloïde qui n'est pas encore tout à fait à sa période d'éruption. Sa température est à 40°5. Mais pendant la nuit apparaissent quelques boutons; la température, le matin, est à 38°5. A partir de ce moment la température oscille autour de 38°, formant une courbe descendante, pendant que de nouvelles papules se manifestent sur la peau; le 5e jour la température tombe à 37°2 et le malade entre en convalescence.

§ VI

DÉLIRE DANS LA VARIOLE

Le délire présente différents caractères sur lesquels nous insisterons peu; tantôt violent, avec agitation, on est obligé d'avoir recours à la camisole de force; tantôt calme, les malades se lèvent sans motif, parlent seuls.

Ce symptôme se rencontre très-souvent chez les alcooliques, peut survenir à différentes époques, et prend une valeur pronostique différente suivant qu'il se montre à telle ou à telle époque. Sans prétendre qu'il en soit toujours ainsi, on peut formuler, dans les propositions suivantes, la valeur pronostique du délire :

1° Celui qui se montre avant l'éruption et qui se continue est d'un fâcheux augure. (Obs. IV.)

2° Celui qui survient avec l'éruption est moins fâcheux. (Obs. VIII.)

3° Le plus souvent, le délire survient avec la suppuration, le 2e ou le 3e jour de l'éruption. On peut avoir ici le délire le plus furieux avec une terminaison heureuse. (Voy. obs. V et VI.)

Il faut prendre en considération l'état de la face, le mode de gonflement, l'état des pustules.

Si celles-ci s'affaissent, si en même temps survient une teinte livide, cet érythème bleuâtre vineux avec la flaccidité des pustules, le pronostic doit être réservé.

4° Enfin le délire violent et continu qui arrive à la fin de la suppuration ou dans la convalescence est toujours grave. (Voy. obs. VII.)

Assez souvent il coïncide avec l'albuminurie passagère, surtout quand, en même temps, il y a alcoolisme.

Assez souvent aussi quand le délire cesse, surviennent des sueurs abondantes, ou une sécrétion urinaire exagérée. (Voy. obs. VI et VII.)

Nous allons citer des exemples à l'appui de ces diverses propositions.

OBSERVATION IV

VARIOLE CONFLUENTE — DÉLIRE AYANT DÉBUTÉ AVANT L'ÉRUPTION
MORT — AUTOPSIE — TRÈS-LÉGÈRE ALTÉRATION DES MUSCLES

Le nommé Bourdin, 39 ans, menuisier, est entré le 5 juin à l'hôpital Saint-Antoine, salle Saint-Louis, n° 36.

N'a point été vacciné. A son entrée, ce malade délire; ceux qui l'entourent racontent qu'il est malade depuis quatre jours et que depuis hier des boutons ont apparu ; il délirait avant que l'éruption ne se fût montrée. Pas d'habitudes alcooliques.

5 Juin — (2e jour de l'éruption). TR soir 39°, délire, agitation.

6 Juin. — P 115 ; R 24, un peu plus calme.

8 Juin. — P 120; TR matin 38°9; urines 700 grammes; délire calme, pustules aplaties.

9 Juin. — P 136 ; R 34 ; TR 39°1 ; beaucoup de délire, confluence des pustules, commencement de la suppuration.

10 Juin. — P 128 ; R 32 ; TR soir 39°8 ; confluence des pustules, somnolence, le délire continue, le visage est recouvert d'une espèce de masque.

11 Juin. — Mort à huit heures du matin.

Autopsie vingt-quatre heures après la mort.

1° Hypérémie des organes viscéraux (foie, reins, poumons, cerveau);

2° Examen des muscles (grands droits de l'abdomen, adducteurs de la cuisse, sterno-cleido-mastoïdiens). Ils sont décolorés par places et offrent une apparence graisseuse en certains points; la friabilité est beaucoup plus grande; pas d'hémorragie interstitielle.

Au microscope, on voit plusieurs fibres qui sont dilatées, comme tuméfiées avec un aspect trouble et granuleux; le plus grand nombre ont une striation normale; mais toutes, même ces dernières, se déchirent facilement; la cohésion de la substance propre des muscles a diminué. — Pas d'altération cireuse.

Sur les fibres et dans le tissu interstitiel, on rencontre des amas de granulations, ou des granulations séparées, et des amas de matière pigmentaire jaunâtre.

OBSERVATION V

VARIOLE DEMI-CONFLUENTE — ALCOOLISME — DÉLIRE DÉBUTANT AVEC LA SUPPURATION

La nommée Gounet, 16 ans, fleuriste, est entrée le 1er mars à l'hôpital Saint-Antoine, salle Sainte-Thérèse, n° 1.

Cette jeune fille, qui s'enivre de temps en temps, raconte que le 27 février elle a été prise de céphalalgie, le 28 et le 29 de rachialgie, qui a diminué d'intensité avec l'éruption variolique qui s'est montrée le 29 février ; pendant les deux premiers jours, elle a eu des frissonnements et des sueurs ; ces dernières ont disparu avec l'éruption. Elle n'a pas eu de nausées ; son mal de gorge est apparu en même temps que les boutons.

1er Mars. — P 68 ; T 38° ; l'éruption des papules est confluente en certains points du visage, l'érythème variolique s'étend à toute la face, léger gonflement, l'éruption est brillante, assez proéminente, non aplatie ; son aspect est celui du zeste de l'orange coloré en rouge, la peau est rugueuse. Déjà sur certains points on voit quelques vraies pustules d'un volume moyen.

Sur la face externe des bras, et surtout des avant-bras, érythème discontinu avec une éruption constituée par de petites papules, assez discrètes. Cette éruption existe aussi aux épaules, sur le thorax, vers les fesses, à la face antérieure des cuisses et des jambes et dans la région dorsale.

Elle manque ou est à peine marquée sur la région abdominale et sur la face antérieure des avant-bras.

2 Mars. — P 68 ; TR 38° ; un peu d'albumine dans les urines, nuit très-agitée, veut se lever à chaque instant, pustules à la face d'un blanc mat, rougeur toujours intense, pustulation s'établissant partout, gonflement facial manifeste. Il n'existe que quelques rares vésico-pustules aux mains et aux pieds.

3 Mars. — P 80 ; TR 40° ; plus de délire, gonflement de la face considérable, écoulement d'une matière jaunâtre s'échappant des pustules des ailes du nez et de celles du pourtour de la cavité buccale, ailleurs les vésicules sont petites et ressemblent à des boutons d'acné.

Soir. — P 88 ; T 39°8.

4 Mars. P 64 ; TR 38° ; dessiccation faciale s'étendant, chute de la température rectale, l'éruption du reste du corps est constituée par de petits boutons.

5 Mars. — P 64 ; la dessiccation se généralise, les petites vésicules se dessèchent.

Ici nous remarquons :

1° Que le délire fait baisser la température, ou du moins empêche la température de s'élever au moment de la période de suppuration de la face ; mais le délire passé, le thermomètre monte de 38° à 40°.

2° Que le 5e jour, la période de suppuration a presque cessé ; la face seule suppure et est capable par sa suppuration d'influencer la chaleur de l'organisme.

OBSERVATION VI

VARIOLE DISCRÈTE — RASH — DÉLIRE AU MOMENT DE LA SUPPURATION — POLYURIE

Le nommé Vandemalle, 24 ans, ébéniste, est entré le 28 mars à l'hôpital Saint-Antoine, salle Saint-Louis, n° 38.

Vacciné, léger degré d'alcoolisme ; il est malade depuis le 23 mars, a éprouvé de la céphalalgie, de la rachialgie, du malaise, a souffert de l'estomac ; on l'a fait vomir ; il est constipé ; le 27 les boutons ont apparu. Il a eu une fièvre très-vive.

29 Mars. — La fièvre est tombée depuis la veille ; on remarque du

rash qui tend à disparaître aux régions inguinales ; il n'a pas eu de démangeaisons ; éruption variolique discrète.

30 Mars. P 80 ; R 24 ; TR 38°2 ; urines, un litre ; le rash disparaît, la suppuration se montre sur quelques pustules et avec elle la fièvre est revenue, un peu de mal de gorge, le malade est allé à la selle.

31 Mars. — P 80 ; R 24 ; TR matin 38° ; soir 38°2 ; urines, un litre.

1er Avril. — P 80 ; R 20 ; TR 38° ; soir 38°7 ; pustules un peu cohérentes à la face, délire loquace la nuit, gonflement du visage.

2 Avril. — P 80 : R 24 ; TR 38° ; urines 700 grammes, rouge clair, délire la nuit, le gonflement persiste, quelques petits boutons encore vésiculeux tendent à la dessiccation.

3 Avril. — TR matin 37°1 ; soir 38° ; le délire a cessé.

4 Avril. — P 84 ; TR matin 37°1 ; urines 2 litres.

5 Avril. — P 92 ; TR matin 37°7 ; soir 38° ; dessiccation des boutons.

6 Avril. — P 76 ; R 24 ; urines 2,300 grammes, élevures à la place des vésico-pustules, desquamation, dort bien, l'appétit est bon.

7 Avril. — P 68 ; R 20 ; TR 37°5 ; urines 2,000 grammes, jaunâtres, la desquamation est à peu près complète, saillies nombreuses à la face et à la place des pustules.

8 Avril. — P 68 ; R 24 ; TR soir 37°6 ; urines 3,500 grammes, jaunâtres.

9 Avril. — P 60 ; TR 37°4 ; urines 2,600 grammes.

10 avril. — P 60 ; R 20. TR soir 37°5 ; urines 2,200 grammes, le malade mange deux portions depuis hier.

11 et 13 Avril. — P 68 ; R 24 ; urines 1,700 grammes, 4 portions.

17 Avril. — Urines, 1,500 grammes, jaune clair.

Sort guéri le 20 avril.

Variole discrète, début le 23 mars ; éruption le 27 ; fièvre de suppuration le 30 ; TR 38°2 ; délire le 1er et le 2 avril ; le 3, cessation de la fièvre de suppuration 37°. Polyurie débutant le 4 avril et cessant le 11. Cette polyurie apparaît presque en même temps que le délire cesse.

OBSERVATION VII

VARIOLE CONFLUENTE — DÉLIRE A LA FIN DE LA SUPPURATION — POLYURIE

Le nommé Raymond, 20 ans, garçon de magasin, est entré le 11 novembre à l'hôpital Saint-Antoine, salle Saint-Louis, n° 36.

Il est malade depuis huit jours.

12 Novembre. — Soir P 104 ; TR 39°6 ; la face semble recouverte d'une couche de miel concret, suppuration partout, salivation très-abondante.

13 Novembre. — TR 40°5 ; urines 1,900 grammes; aspect jaunâtre de la face, pustules sur la langue; suppuration, dessiccation se faisant au centre de quelques pustules du dos, salivation toujours abondante.

14 Novembre. — P 100 ; R 32 ; urines 1,100 grammes ; aspect jaunâtre du visage et des mains.

15 Novembre. — Urines 1,500 grammes, salivation, déglutition difficile.

16 Novembre. — P 72 ; R 28 ; urines 1,400 grammes sans albumine, suppuration partout, langue avec un sillon jaunâtre sec au milieu, souffre, ne dort pas.

17 Novembre. — P 80 ; R 28 ; urines 3,000 grammes.

18 Novembre. — P 80 ; R 28 ; urines 2,500 grammes avec dépôt d'urates, croûtes à la face.

19 Novembre. — P 64 ; R 24 ; TR soir 39°5 ; urines, 1,600 gr., rouges, croûtes à la face, a chanté la nuit, demande à manger.

20 Novembre. — P 72 ; R 32 ; urines 1,500 grammes, claires,

les croûtes du visage ne sont pas encore sèches, le délire cesse; une portion.

21 Novembre. — P 68 ; R 24; urines 2,200 grammes, rouges; langue limoneuse, sale; a faim.

23 Novembre. — P 60 ; urines 2,200 grammes; dessiccation et même desquamation en certains points; est allé à la selle sans lavement.

24 Novembre. — P 64 ; R 26 ; urines 2,200 grammes, les croûtes tombent, desquamation.

25 Novembre. — P 76 ; R 20 ; urines 2,200 grammes; langue belle, mange bien, va à la selle.

27 Novembre. — Urines 2,400 grammes, desquamation.

28 Novembre. — P 76; R 20 ; urines 2,800 grammes.

1er Décembre. — Urines 2,100 grammes, se lève un peu.

2 Décembre. — Urines 1,400 grammes, la desquamation se fait bien.

3 Décembre. — P 64 ; urines 1,000 grammes; desquamation complète.

4 Décembre. — Urines 1,900 grammes, jaunâtres.

7 Décembre. — Urines 1,900 grammes.

8 Décembre. — Urines 1,600 grammes.

Polyurie du 17 novembre au 2 décembre, minima 2,000 gr., maxima 3,000 grammes. — Cette polyurie cesse le 19 novembre à cause du délire et reprend le 21 novembre.

Délire le 19, à la fin de la suppuration.

§ VII

L'ALBUMINURIE VARIOLEUSE EST PASSAGÈRE

Il est fréquent d'observer de l'albumine dans les urines des varioleux.

C'est au début, au moment de l'éruption ; la durée varie de deux à six jours, puis tout cesse. Dans certains cas, le précipité est assez abondant, dans d'autres on n'observe par la chaleur qu'un léger nuage, qu'un anneau qui contraste par sa couleur avec le reste du liquide ; par l'acide nitrique il ne se détruit pas.

Si l'on vient à examiner l'urine, on ne trouve guère que quelques cylindres épithéliaux avec quelques rares leucocytes, des cellules épithéliales atrophiées.

L'urine contient un léger nuage, mais il est un fait capital, à savoir que l'albuminurie survient presque toujours chez des malades alcooliques, nous verrons comment il faut expliquer ce fait à l'article lésions viscérales de la variole.

Voici un exemple d'albuminurie passagère chez un alcoolique.

OBSERVATION VIII

VARIOLE CONFLUENTE — ALCOOLISME — ALBUMINURIE PASSAGÈRE — DÉLIRE AU DÉBUT DE L'ÉRUPTION — RASH SCARLATINIFORME

Le nommé Caudreja, 21 ans, garçon de café, est entré le 2 janvier à l'hôpital Saint-Antoine, salle Saint-Louis, n° 32.

D'une constitution robuste, n'a jamais été malade, jamais de fièvres éruptives ; boit deux litres de vin par jour.

Le 31 décembre, il a été pris de céphalalgie, de rachialgie, de courbature, de brisement des membres ; pas de nausées. Il ne s'est alité que le 2 janvier, jour de son entrée à l'hôpital et où les boutons ont commencé à se montrer ; il délire, et ce délire se continue pendant la nuit du 2 au 3 janvier.

3 Janvier. — P 104 assez fort ; R 28 ; TR 39°9 ; quantité notable d'albumine dans les urines par la chaleur et l'acide nitrique, papules sur tout le corps à sommet luisant et un peu blanchâtre, comme perlé ; ces papules, d'ailleurs, sont clair-semées ; on en remarque quelques-unes sur les parties génitales.

A la région inguino-crurale et de chaque côté, on rencontre de petites élevures très-serrées les unes contre les autres, presque confluentes, donnant à cette région l'aspect d'une rougeur scarlatineuse.

Langue blanche légèrement humide ; fuliginosités sur les lèvres et sur les dents ; inappétence ; soif très-vive ; un peu de stupeur ; cependant le malade répond assez bien aux questions qu'on lui fait ; plus de céphalalgie.

4 Janvier. — P 80 ; R 16 ; TR 38°. — Soir P 96 ; R 20 ; TR 38°3 ; diminution de l'albumine des urines ; papules aux jambes demi-confluentes, disposées en corymbes au visage, discrètes sur le tronc ; diminution considérable de la rougeur des régions inguino-crurales ; langue blanche chargée, soif vive, constipation.

5 Janvier. — P matin 80, soir 96 ; R matin 20, soir 16 ; TR matin 38°5, soir 38°7 ; urines un litres 525 grammes, avec un léger dépôt d'urates, pas d'albumine ; la rougeur des aines diminue. Les pustules de la face et du tronc s'ombiliquent ; on remarque cette ombilication sur quelques pustules seulement des jambes et des pieds. Confluence des pustules au visage.

6 janvier. — P 100 ; R 20 ; TR 38°6 ; soir P 104 ; TR 39°8 ; blennorrhagie assez intense, urine un peu trouble dans laquelle nagent des flocons muqueux ; par la chaleur, on obtient un léger trouble qui se dissout dans un excès d'acide ; le rash des régions inguino-crurales a disparu complétement ; toutes ces pustules sont ombili-

quées ; un peu de gonflement des paupières et du visage avec une belle teinte rosée ; langue un peu sèche à la pointe ; il est allé à la garde-robe.

7 Janvier. — P matin 100 ; soir 104 ; R 24 ; TR matin 32°8 ; soir 38°9 ; urines 1,250 grammes.

8 Janvier. — P matin 88, soir 100 ; R 20 ; TR soir 39°4 ; les pustules des membres inférieurs sont ombiliquées ; langue blanche, rouge à la pointe : garde-robe avec lavement.

9 Janvier. — P 84 ; TR 38°8 ; R 20 ; urines 1,200 grammes acides avec dépôt d'urates ; dessiccation au centre des pustules avec un liseré blanchâtre, langue blanche au milieu, rouge à la pointe et sur les bords.

10 Janvier. — P 76 ; R 20 ; TR 38°4 ; soir P 88 ; TR 38°7 ; urines 500 grammes ; dessiccation du centre à la périphérie ; garde-robe sans lavement.

11 Janvier. — P 72 ; R 20 ; TR 38° ; la dessiccation se fait bien, langue rouge à la pointe, recouverte d'un enduit épais au centre, un peu d'appétit.

12 Janvier. — P 72 ; R 20 ; TR 37°6 ; dessiccation générale.

13 Janvier. — P 68 ; R 20 ; soir P 80 ; TR 38°6 ; urines 750 grammes.

14 Janvier. — P 68 ; R 16 ; TR 38°5 ; urines un litre.

15 Janvier. — P 60 ; R 24 ; TR 38°6 ; urines un litre.

16 Janvier. — P 68 ; R 28 ; TR 38°2 ; urines 900 grammes.

17 Janvier. — P 72 ; R 16 ; TR 38°2 ; urines 1,300 grammes ; desquamation, phlegmon de la joue,

18 Janvier. — P 76 ; R 20 ; TR 37°2 ; desquamation à la face sans cicatrices, dessiccation à peu près complète sur le corps, un petit abcès au mollet gauche, un deuxième à la fesse et un troisième à la joue.

19 Janvier. — P 80 ; R 20 ; TR matin 38°, soir 38°3 ; urines 900 grammes ; quelques pustules d'ecthyma.

20 Janvier. — P 72 ; R 24 ; TR 37°6 ; urines 800 grammes.

21 Janvier. — P 60 ; urines 1,300 grammes.

22 Janvier. — P 60 ; R 20 ; TR 37°5 ; urines un litre 450 grammes.

23 Janvier. — P 56 ; R 26 ; TR 37°8 ; urines 850 grammes sans trace d'albumine.

25 Janvier. — Urines 750 grammes.

26 Janvier. — Un litre.

27 Janvier. — Urines 950 grammes.

28 Janvier. — Urines 900 grammes.

31 Janvier. — P 76 ; R 20.

Sort guéri le 1er février.

Cette observation nous paraît importante par plusieurs points.

1° Elle nous montre la possibilité de trouver des rash scarlatiniformes coïncidant avec des varioles confluentes.

2° L'alcoolisme avec la variole et l'albumine dans les urines au début.

3° Le délire au moment de l'éruption.

Début le 31 décembre, éruption 2 janvier (3e jour) avec délire ; rash; albumine dans les urines passagère du 4 au 6 ; le rash disparaît également le 6; suppuration le 6; le 19 la dessiccation est complète.

§ VIII

DURÉE

La durée des maladies aiguës est assez mal déterminée : c'est, dit-on, le nombre de jours qui s'écoulent entre les premiers symptômes de la maladie et la cessation des signes de cette maladie : de telle sorte que, dans le cas actuel, toute la desquamation ferait encore partie de la maladie.

Nous ne croyons pas qu'il faille ainsi comprendre la durée des maladies aiguës fébriles.

Le début est toujours le même ; c'est le moment de l'apparition des premiers symptômes : dès que la courbe des oscillations fébriles est terminée, là est la fin de la maladie en tant que processus actif. Là encore commence la convalescence, qui est la période intermédiaire entre la maladie et la santé parfaite.

Le début de la variole est donc marqué par l'état fébrile, et sa fin par la cessation de ce même état. La durée que nous donnons pour chaque variété dans les tableaux suivants, est donc celle de l'état fébrile. Cette durée, comme on le verra, est très-variable et très-différente, selon qu'on la considère dans la variole confluente, la discrète ou la varioloïde.

DURÉE — VARIOLE CONFLUENTE

OBSERVATIONS	DURÉE	ÉRUPTION
Feroel	18 jours	
H	27 jours	troisième jour
L	16 jours	troisième jour
F	13 jours	quatrième jour
B	23 jours	troisième jour
Debene	17 jours	cinquième jour
Nicolas	10 jours	cinquième jour
Guérite	21 jours	quatrième jour
Debant	16 jours	troisième jour
Cartier	16 jours	troisième jour
Caudreja	20 jours	troisième jour
Num. 1	13 jours	troisième jour
Micaut	11 jours	troisième jour
Varenne	9 jours	deuxième jour
Num. 9 H	10 jours	troisième jour
Num. 13	9 jours	troisième jour
Num. 4	7 jours	troisième jour

Ainsi, sur 17 observations, la durée a été 1 fois de 7 jours, 2 fois de 9, 2 fois de 10, 1 fois de 11, 2 fois de 13, 3 fois de 16,

1 fois de 17, 1 fois de 18, 1 fois de 20, 1 fois de 21, 1 fois de 23, et 1 fois de 27.

DURÉE — VARIOLE DISCRÈTE

OBSERVATIONS	DURÉE	ÉRUPTION
Grosjean	7 jours	quatrième jour
Guérin	10 jours	quatrième jour
Num. 36	5 jours	deuxième jour
Laguieu	8 jours	quatrième jour
Macre	8 jours	quatrième jour
Vandemalle	11 jours	cinquième jour
Giraut	7 jours	quatrième jour
Jouanin	6 jours	troisième jour
Catel	8 jours	troisième jour
Barbet	8 jours	quatrième jour
Num. 9 F	9 jours	sixième jour
Bruni	6 jours	troisième jour
Num. 23	8 jours	cinquième jour
Laidet	11 jours	cinquième jour

La durée, sur 14 observations, a été : 1 fois de 5 jours, 2 fois de 6 jours, 2 fois de 7, 5 fois de 8, 1 fois de 9, 1 fois de 10, 2 fois de 11.

DURÉE — VARIOLOIDE.

OBSERVATIONS	DURÉE	ÉRUPTION	OBSERVATIONS	DURÉE	ÉRUPTION
Broun	3 jours	troisième jour	L	5 jours	quatrième jour
Sehlund	6 jours	quatrième jour	Num. 7	4 jours	troisième jour
Coffinet	3 jours	troisième jour	Num. 20	7 jours	cinquième jour
West	4 jours	quatrième jour	Num. 23	5 jours	troisième jour
Girardin	4 jours	quatrième jour	Num. 5	7 jours	sixième jour
Grandclair	4 jours	quatrième jour	Kegl	6 jours	cinquième jour
Bemer	7 jours	cinquième jour	Num. 6	6 jours	quatrième jour
Travers	6 jours	cinquième jour	Georges	4 jours	troisième jour

OBSERVATIONS	DURÉE	ÉRUPTION	OBSERVATIONS	DURÉE	ÉRUPTION
Dicop	5 jours	cinquième jour	Num. 12	4 jours	troisième jour
Gelle	3 jours	troisième jour	Valet	5 jours	quatrième jour
Gounet	4 jours	quatrième jour	Bretaut	8 jours	huitième jour
Keinelsbarh	4 jours	quatrième jour	Coles	4 jours	troisième jour
Guntrum	3 jours	troisième jour			
Isoard	2 jours	deuxième jour	N. 12 *bis*	4 jours	troisième jour
Vergne	4 jours	troisième jour	Num 15	5 jours	quatrième jour
I	10 jours	huitième jour	Num. 16	4 jours	quatrième jour
C	7 jours	septième jour			
K	3 jours	troisième jour			

Sur 33 observations, la durée de la varioloïde a été : 1 fois, 2 jours ; 5 fois, de 3 jours ; 12 fois, de 4 jours ; 5 fois, de 5 jours ; 4 fois, de 6 jours ; 4 fois, de 7 jours ; 1 fois, de 8 jours, et 1 fois de 10.

Si nous prenons un nombre égal d'observations, 14, par exemple, pour chaque variété, nous voyons que la durée totale est pour la variole confluente, de 227 jours, pour la variole discrète, de 112 jours, et de 62 pour la varioloïde.

§ IX

POLYURIE DANS LA VARIOLE

Souvent pendant la convalescence des maladies aiguës, il existe une polyurie (j'entends par là l'individu qui, dans la convalescence, alors que la soif est tombée, rend 2,000 grammes d'urine en 24 heures, et au delà).

Dans la variole, la polyurie est des plus nettes. Nous établissons des tableaux où nous indiquons le poids des urines, avec des maxima et des minima, le moment de l'apparition de la polyurie et sa durée.

POLYURIE DANS LA VARIOLE CONFLUENTE

OBSERVATIONS	DURÉE	APPARITION	POIDS DES URINES MINIMA	POIDS DES URINES MAXIMA
Debant (voy. obs. XIX)	7 jours	3e j. de la suppurat.	2000 gr.	2900 gr.
Nicolas	14 jours	dixième jour	2000 gr.	2500 gr.
Debene (voy. obs. X)	11 jours	cinquième jour	2000 gr.	4000 gr.
Raymond (obs. VII)	13 jours	septième jour	2100 gr.	3000 gr.
Defardieu	12 jours	onzième jour	2100 gr.	2500 gr.
Intrignes	31 jours	neuvième jour	2000 gr.	10000 gr.
Bureau	10 jours	neuvième jour	2000 gr.	2500 gr.
Gay (voy. obs. IX)	15 jours	cinquième jour	2000 gr.	5560 gr.

Ainsi sur 8 observations, la polyurie a duré : 1 fois, 7 jours; 1 fois, 10 jours; 1 fois, 11 jours; 1 fois, 12 jours; 1 fois, 13 jours; 1 fois, 14 jours; 1 fois, 15 jours; 1 fois 31 jours.

Elle est apparue : 1 fois, le 3e jour de la suppuration, 1 fois, le 5e; 2 fois, le 7e; 2 fois, le 9e; 1 fois, le 10e, et 1 fois le 11e.

OBSERVATION IX

VARIOLE DEMI-CONFLUENTE — ALCOOLISME — DÉLIRE — ALBUMINURIE PASSAGÈRE — POLYURIE

Le nommé Gay, fleuriste, 36 ans, est entré, le 8 octobre 1868, à l'hôpital Saint-Antoine, salle Saint-Louis, n° 35.

Ses enfants et sa femme ont eu la variole; il a été vacciné à l'âge de 9 ans : habitudes alcooliques.

9 Octobre. — P 72; R 28; TR matin 38°; soir 38°3; albumine en quantité notable dans les urines, délire, il crie, il vocifère, il urine depuis hier dans son lit, langue sèche, œil brillant.

10 Octobre. — P 72 ; TR soir 38°6 ; vésico-pustules très-nettes avec quelques rares ombilications, le délire continue.

11 Octobre. — P 76 ; TR 38°4 ; chaleur halitueuse, sueurs.

12 Octobre. — P 80 ; TR matin 38°5 ; dessiccation commençant sur quelques pustules, urines albumineuses.

13 Octobre. — P 84 ; R 28 ; TR soir 38°3 ; urines 1,500 grammes, rouges, albumineuses, éruption varioliforme, comme furonculeuse aux fesses, langue chargée.

14 Octobre. — P 64 ; R 20 ; urines 1,800 grammes, albumineuses.

15 Octobre. — TR soir 38°8 ; urines 2,000 grammes sans albumine, dessiccation, éruption furonculeuse aux deux fesses.

16 Octobre. — P 60 ; R 20 ; urines 2,300 grammes.

17 Octobre. — P 64 ; urines 2,500 grammes, éruption ecthymatoïde ; soir TR 39°2 ; les ganglions inguinaux sont engorgés et douloureux depuis quelques jours seulement.

18 Octobre. — Urines 2,900 grammes, rouges avec un léger nuage blanchâtre et albumineux.

19 Octobre. — P 64 ; R 20 ; urines 2 litres.

20 Octobre. — Urines 3 litres.

21 Octobre. — Urines 3,200 grammes, toujours avec un léger nuage albumineux.

22 Octobre. — Urines 3,200 grammes, ecthyma.

23 Octobre. — Urines 4 litres.

25 Octobre. — Urines 3,500 grammes, encore légère teinte laiteuse.

26 Octobre. — P 68 ; urines 5,500 grammes.

27 Octobre. — P 72 ; R 20 ; TR soir 37°8 ; urines 3,100 grammes, quelques abcès qui suppurent.

28 Octobre. — Urines 4 litres.

29 Octobre. — Urines 5 litres.

30 Octobre. — Urines 5,200 grammes.

Délire ; Alcoolisme ; albumine dans les urines ; polyurie débutant le 15 octobre, minima 2,000 gr., maxima 5,500 gr.

OBSERVATION X

VARIOLE CONFLUENTE — ADÉNOPATHIE SOUS-MENTONIÈRE — POLYURIE

Le nommé Debene, 18 ans, est entré, le 11 mai 1868, à l'hôpital Saint-Antoine, salle Saint-Louis, n° 36.

Il est à Paris depuis un an, n'a pas été vacciné, n'a vu personne atteint de variole : c'est le 5 mai qu'il a été pris de malaise général, de douleurs dans les os, dans les reins ; il a vomi, est un peu constipé, et c'est le 9 qu'il a vu apparaître les boutons de la petite vérole.

11 Mai. — P 108 ; TR soir 40°6 ; c'est le 2me jour de l'éruption, les boutons n'ont pas encore l'aspect vésiculeux, mais ils présentent à leur centre une élevure.

12 Mai. — P. 88 très-petit ; R 28 ; TR matin 38°7 ; soir 39°1 ; urines 1,000 grammes rouges.

13 Mai. — P 88 ; R 28 ; TR matin 37°9 ; soir 38°7 ; urines 1,000 grammes, sans dépôt, jaune brunâtre, un peu de mal de gorge, élevure des papules sans vésiculation (ou rare), dépression centrale sur quelques papules.

14 Mai. — P 94 ; R 20 ; TR soir 39°2 ; confluence des boutons à la face et sur les membres avec un pointillé d'ombilication ; mal à la gorge, gonflement des paupières avec un peu de larmoiement ; on constate des leucocytes dans les papules.

15 Mai. — P 112 ; R 20 ; TR matin 38°4 ; soir 39°5 ; urines 1,200 grammes rouges, pustules aplaties à la pointe de la langue en groupes, gonflement du visage très-marqué.

16 Mai. — P 120 ; R 28 ; TR matin 39°2 ; urines 1,000 grammes jaune rouge un peu foncé; pas de sommeil, céphalalgie.

17 Mai. — P 104 ; urines 1,500 grammes avec dépôt d'urates, la face semble être recouverte d'une couche de miel.

18 Mai. — P 104 ; R 32 ; urines 2,500 grammes, gonflement des mains et des pieds.

19 Mai. — P 100 ; R 28 ; TR matin 38°5 ; soir 38°7 ; urines 3,200 grammes, jaunâtres sans dépôt, le gonflement de la face diminue, langue un peu blanchâtre.

20 Mai. — P 100; R 24; urines 3,200 grammes, jaunâtres, quelques bulles pemphigoïdes.

21 Mai. — Soir TR 39°4 ; point de dessiccation.

22 Mai. — P 84; R 24; TR 38°7, soir 40° ; urines 4 litres, dessiccation ; depuis trois jours, point de garde-robes ; ne souffre nulle part.

23 mai. — P 84 ; R 24; TR 37°6 ; urines 4 litres, jaunâtres.

24 Mai. — P 104 ; R 28 ; TR 37°8 ; urines 4 litres, dessiccation se faisant partout, pas de sensation de cuisson, induration phlegmoneuse sous-maxillaire (abcès).

25 Mai. — P 88 ; R 24 ; urines 2,500 grammes, avec léger dépôt d'urates.

26 Mai. — P 92 : R 28 ; urines 3 litres, avec léger dépôt d'urates, diminution de l'induration sous-maxillaire, dessiccation.

27 Mai. — P 76 ; R 24 ; TR 37°9 ; urines 2,300 grammes; toujours un peu d'induration sous-maxillaire ; desquamation sans dépression.

28 Mai. — P 88 ; R 28 ; urines trois litres, la langue est un peu blanchâtre, le noyau sous-maxillaire a augmenté un peu de volume.

29 Mai. — P 84 ; R 24 ; urines 3,000 grammes, jaune clair, desquamation.

30 Mai. — P 80 ; R 24 ; urines 2,000 grammes avec dépôt.

31 Mai. — Urines 2,000 grammes.

1er Juin. — Urines 2,000 grammes, jaunâtres.

2 Juin. — P 76 ; R 20 ; urines 2,000 grammes, jaunâtres.

3 Juin. — P 72 ; R 24 ; urines 1,800 grammes.

4 Juin. — Urines 1,600 grammes.

5 Juin. — P 72; R 24 ; urines 1,300 grammes.

6 Juin. — P 83; R 20 ; urines 1,100 grammes.

8 Juin. — P 72 ; R 20 ; urines 1,200 grammes.

9 Juin. — P 76 ; R 20.

Début le 5 mai. Eruption le 9 (5e jour). 11 mai TR 40°. P 108; le lendemain TR 38°; P 88. 14 mai, début de la suppuration, TR 39°2; P 94. Le 22 mai, chute; TR 38°7; P 74; dessiccation 24 mai, adénopathie *sous-mentonière*; P 104; TR 37°8.

POLYURIE — VARIOLE DISCRÈTE

OBSERVATIONS	DURÉE	MOMENT D'APPARITION	POIDS DES URINES MINIMA	POIDS DES URINES MAXIMA
—	—	—	—	—
Dupuy (voy. obs. XI)	5 jours	3e j. de la suppurat.	2000 gr.	3000 gr.
Gounot	4 jours	dixième jour	2000 gr.	2500 gr.
Vandemalle (v. obs. VI)	6 jours	quatrième jour	2000 gr.	3500 gr.
Num. 36	12 jours	huitième jour	2000 gr.	3200 gr.
Grosjean (voy. obs. XII)	3 jours	neuxième jour	2000 gr.	2500 gr.
Num. 37 (obs. XVI)	6 jours	sixième jour	2000 gr.	3000 gr.
Priant	16 jours	septième jour	2000 gr.	2900 gr.
Dropsy (obs. XIII)	23 jours	quatorzième jour	2800 gr.	3400 gr.

Sur 8 cas, dans la variole discrète, la polyurie a duré 1 fois, 3 jours; 1 fois 4; 1 fois, 5; 2 fois, 6; 1 fois, 12; 1 fois 23 et 1 fois 16 jours.

Elle a apparu : 1 fois, le 3e jour de la suppuration; 1 fois, le 4e; 1 fois, le 6e; 1 fois, le 7e; 1 fois, le 8e; 1 fois, le 9e; 1 fois, le 10e, et 1 fois le 14e jour.

POLYURIE — VARIOLOÏDE

OBSERVATIONS	DURÉE	MOMENT D'APPARITION	POIDS DES URINES MINIMA	POIDS DES URINES MAXIMA
—	—	—	—	—
Vaudry	2 jours	8e j. de l'éruption	2100 gr.	2500 gr.
Vergne (voy. obs. XV)	12 jours	septième jour	2100 gr.	3000 gr.
Num. 35	3 jours	onzième jour	2100 gr.	2300 gr.
Travers	1 jour	huitième jour	2200 gr.	2200 gr.
Girardin	3 jours	septième jour	2150 gr.	2200 gr.

OBSERVATIONS	DURÉE	MOMENT D'APPARITION	MINIMA	MAXIM
—	—	—	—	—
West	7 jours	septième jour	1900 gr.	2800 gr.
Schlünd	11 jours	neuvième jour	2000 gr.	3100 gr.
Kempnich	11 jours	neuvième jour	2000 gr.	3000 gr.
Debrieu (voy. obs. XIV)	2 jours	neuvième jour	2000 gr.	2300 gr.

Ainsi sur 9 cas de varioloïde, la polyurie a duré : 1 fois, 1 jour ; 2 fois, 2 jours ; 2 fois, 3 jours ; 1 fois, 7 jours ; 2 fois, 11 jours, et 1 fois, 12 jours.

Elle a apparu : 3 fois, le 7e jour de l'éruption ; 1 fois, le 8e ; 3 fois, le 9e, et 1 fois, le 11e jour.

OBSERVATION XI

VARIOLE DISCRÈTE — POLYURIE

Le nommé Dupuy, âgé de 17 ans, ébéniste, entre à l'hôpital Saint-Antoine, le 25 mars, salle Saint-Louis, n° 36.

Ce malade vacciné, jouissant habituellement d'une bonne santé, a été voir sa sœur à l'hôpital quinze jours avant l'invasion ; de plus il y avait dans la maison où il habite une personne atteinte de variole déclarée depuis huit jours.

La variole s'est annoncée le 20 mars, par des frissons répétés, des nausées, des vomissements, de la rachialgie.

L'éruption était déjà faite quand il est entré à l'hôpital.

26 Mars. — TR 38°7; urines 500 grammes, avec dépôt d'urates, souffre à l'estomac, pas de constipation bien nette, mal de gorge.

27 Mars. — P 80; R 24; TR 38°7; urines, un litre avec dépôt d'urates rougeâtres; constipation, on prescrit un lavement avec 60 gr. de miel de mercuriale.

Suppuration des pustules.

28 Mars. — R 23; urines 1,800 gr.; le mal de gorge a disparu.

29 Mars. — P 60; R 20; urines 3 litres.

30 Mars. — P 52; R 20; urines 2,700 gr., citrines.

31 Mars. — TR 37°3; urines 2 litres.

1er Avril. — TR matin 38°; soir, 39°2; un litre d'urine jaune brune, dessiccation complète, angine, sensibilité du ventre, constipation depuis neuf jours, douleurs vagues des testicules, langue large, peu d'appétit.

Dans la soirée, il va à la selle avec quelques coliques, sans lavement.

2 Avril. — TR 38°2; urines 2 litres, un peu de mal de gorge depuis hier au soir.

5 Avril. — TR 37°4.

Sort guéri le 20 avril.

OBSERVATION XII

VARIOLE ISCRÈTE — POLYURIE

Le nommé Grosjean, âgé de 31 ans, briquetier, est entré le 5 mars à l'hôpital Saint-Antoine, salle Saint-Louis, n° 37.

Il est malade depuis le 2 et a vomi jusqu'au 4 inclusivement.

Le 5 mars, l'éruption apparaît.

6 Mars. — P 60; R 20; T 37°8.

7 Mars. — TR 38°9; urines 900 gr., chargées d'urates, sueurs, suppuration, vésico-pustules sur la muqueuse palatine pharyngienne, sur les amygdales, le voile du palais, mal à la gorge, gêne de la déglutition : on trouve quelques boutons ombiliqués.

8 Mars. — P. 60; R 18 ; TR 38°3 ; urines un litre, chargées ; maturation des vésico-pustules qui sont très-développées.

9 Mars. — P 64; R 20; urines 1,900, commencement de dessiccation.

10 Mars. — P 64; R 18; TR 37°3; urines 1,100, pustules petites

sur les membres, plus volumineuses à la face, dessiccation se faisant partout.

11 Mars. — P 64; R 20; TR 37°4; urines 1,900 gr., dessiccation continue sa marche.

12 Mars. — P 60; R 20; TR 37°2; urines 1,900 gr.

13 Mars. — P 60; R 16; TR 37°3; urines 1,800 gr.; deux portions pour régime.

14 Mars. — P 60; R 20; TR 37°2; urines 1,500 gr., 3 portions.

15 Mars. — TR 37°3; urines 2,300 gr.

16 Mars. — P 60; R 20; urines 2,500 gr.

17 Mars. — P 60; R 24; urines 2,200 gr.; TR 37°1; 3 portions.

18 Mars. — P 88; R 20; TR 37°6; urines 1,100 gr.

19 Mars. — Urines 7,60 gr.

20 Mars. — Urines 1,000 gr.

27 Mars. — Urines 1,500 gr.

Sort le 28 guéri.

OBSERVATION XIII

VARIOLE DISCRÈTE — POLYURIE — ABCÈS

Le nommé Dropsy, 26 ans, est entré le 1er décembre 1868 à l'hôpital Saint-Antoine, salle Saint-Louis.

Ce malade ne croit point avoir été vacciné; il n'a vu personne atteint de variole. Il raconte que le 25 novembre il eut des frissonnements pendant toute la nuit, et que le lendemain il fut pris de rachialgie, de céphalalgie; point de vomissements ni de nausées; il était un peu constipé, mais il a pris un purgatif et va à la selle normalement.

1er Décembre (6e jour). — P 68; urines 1,000 gr.; soif; mal à la gorge.

2 Décembre. — P 72; urines 1,000 gr.; délire léger, le malade ne souffre point; acétate d'ammoniaque 10 gr.

3 Décembre. — P 84 ; R 20 ; urines 600 gr., avec dépôt d'urates ; l'éruption ne sort point ; un peu d'agitation ; souffre partout; langue large, un peu tremblotante; acétate d'ammoniaque 15 gr.

4 Décembre. — P 100 ; urines 860 gr. ; parotides gonflées, surtout à droite, où l'on craint le sphacèle.

5 Décembre. — P 108 ; R 32 ; urines 1,000 gr. ; gonflement du visage et des mains peu accusé; ne souffre pas.

7 Décembre. — P 72 ; urines 1,600 gr. ; subdélirium.

8 Décembre. — Urines 3 litres (point d'albumine).

9 Décembre. — Urines 3,200 gr. ; dessiccation.

10 Décembre. — Urines 3,100 gr. ; un œuf.

11 Décembre. — P 72 ; urines 3,400 gr. ; langue un peu blanche.

15 Décembre. — Urines 3,100 gr.

25 Décembre. — Depuis plusieurs jours abcès au cou.

Exeat le 30 avec 2,800 gr. d'urines.

OBSERVATION XIV

VARIOLOIDE (chez un individu non vacciné) — ABCÈS — POLYURIE

Le nommé Debrieu, 20 ans, ébéniste, est entré le 26 mai à l'hôpital Saint-Antoine, salle Saint-Louis, n° 38.

Ce malade n'a jamais été vacciné ; il était sorti depuis huit jours de l'hôpital, lorsqu'il y a huit jours il fut pris des prodromes de la variole ; c'était de la courbature et un peu de douleurs dans les jambes qui l'avaient amené d'abord à l'hôpital.

26 Mai. — Soir TR 37°8.

27 Mai. — P 60 ; R 24 ; TR 37°3 ; les boutons ont apparu.

28 Mai. — P 84 ; R 24 ; TR soir 38°.

29 Mai. — TR soir 38°8 ; mal à la gorge.

30 Mai. — P 88 ; R 24.

31 Mai.— Urines 1,500 gr.

1er Juin. — P 88 ; R 28 ; TR soir 38°1 ; urines 2,500 gr.,

rouges ; on constate de la blennorrhagie avec un peu de rhumatisme blennorrhagique ; pustules en voie de suppurer ; les yeux sont rouges, mouillés ; appétit ; la dessiccation commence.

2 Juin. — P 80 ; R 24 ; urines 1,900 gr., rouges ; dessiccation presque complète.

3 Juin. — P 76 ; R 24 ; urines 1,950 gr. ; les pieds ont désenflé.

4 Juin. — P 76 ; R 20 ; TR 37°3 ; urines 2,000 gr., jaunâtres ; dessiccation complète à la face.

5 Juin. — P 72 ; R 20 ; urines 2,000 gr. ; desquamation complète à la face.

8 Juin. — P 92 ; R 20.

10 Juin. — P 88 ; TR soir 38°5 ; urines 2,300 gr. ; abcès de la fesse.

11 Juin. — P 72 ; R 20 ; TR soir 38°1 ; abcès l'un à la fesse, l'autre au mollet.

Polyurie.

OBSERVATION XV

VARIOLOIDE — POLYURIE

Le nommé Vergne, âgé de 18 ans, charcutier, est entré le 1er novembre à l'hôpital Saint-Antoine, salle Saint-Louis, n° 35.

Ce malade a couché, il y a une quinzaine de jours, avec un individu pendant six nuits. Le 31 décembre il a été pris de céphalalgie, de rachialgie, de nausées, de vomissements ; le 1er novembre l'éruption est apparue.

2 Novembre. — P 84 ; R 24 ; T 38°.

Souffre un peu des reins, quelques nausées et des vomissements ; constipation.

3 Novembre. — Urines un litre, avec dépôt d'urates.

4 Novembre. — P 80 ; T 37°9 ; urines 400 gr., rouges sans

albumine ; un peu de gonflement de la face ; un peu de céphalalgie; ne dort pas.

5 Novembre. — P 68 ; R 24 ; T 37°3 ; urines 1,000 gr., rouges; gonflement de la face persistant; langue chargée.

6 Novembre. — P 64 ; R 28 ; urines 3 litres ; encore gonflement.

7 Novembre. — Urines 2,100 gr.

9 Novembre. — Urines 2,600 gr., avec un léger dépôt d'urates; dessiccation à la figure ; a faim.

10 Novembre. — Urines 250 gr. ; P 54.

11 Novembre. — Urines 2,500 gr. ; pas d'albumine.

15 Novembre. — Urines 2,000 gr.

16 Novembre. — Urines 2,000 gr.

17 Novembre. — Urines 2,500 gr.

18 Novembre. — Urines 2,200 gr.

Éruption le 2e jour, polyurie du 6 au 18 novembre.

DEUXIÈME PARTIE

§ Ier

MANIFESTATIONS ET LÉSIONS VISCÉRALES VARIOLEUSES

I. Pneumonie. — II. Pleurésie. — III. Endocardite. — IV. Péricardite. — V. Myocardite. — VI. Lésions du foie et des reins. — VII. Altérations des muscles. — VIII. Orchite.

Telles sont les manifestations et les altérations que nous avons pu observer.

I. *Pneumonie.* — Ce n'est point au début, ni au moment de la chute de la température, ni même à l'époque de la grande fièvre de la suppuration, que survient la pneumonie dans la variole, mais bien vers le déclin, alors qu'on est presque rassuré sur l'issue de la maladie.

En quelques heures le malade est pris d'oppression, de fièvre, et quelques jours plus tard il meurt.

A l'autopsie, on trouve de la congestion à la base et vers le bord postérieur des deux poumons, de l'atélectasie. Certains points sont comme affaissés; ils crépitent peu.

Les vaisseaux pulmonaires sont dilatés, gorgés d'un sang noir, fluide, et ces cordons noirs tranchent sur le rouge vif de la coupe du parenchyme.

Vers les bords antérieurs ou postérieurs de la base et même vers le hile des poumons, on trouve des noyaux à périphérie mal délimitée, d'un rouge jaunâtre, épaissis, hépatisés, à peine grenus. On aperçoit même quelques-uns de ces noyaux à travers la plèvre.

Le volume est variable, depuis la tête d'épingle jusqu'à celui d'un œuf. Tels sont les cas les plus fréquents.

Quelquefois on rencontre des milliers de petits grains d'un jaune net, tranchant sur le reste du poumon.

Parfois même, le centre de ces noyaux est ramolli ; on y trouve une petite cavernule, entourée d'une auréole, rouge, vascularisée.

A la coupe de ce tissu densifié, à demi hépatisé, on voit des cellules épithéliales, des noyaux libres, graisseux, mais surtout quelques cellules qui sont petites, à noyaux ; ces cellules ne sont autre chose que des parois devenues embryonnaires.

Ces éléments sont peu nombreux, granuleux, un peu irréguliers, en un mot il s'agit là d'une néoplasie pauvre, née sous l'influence du virus variolique.

Le tissu pulmonaire est friable ; en certains points et à la base, on trouve des noyaux apoplectiques plus ou moins œdématisés.

Au niveau des noyaux de pneumonie lobulaire superficiels, on voit de légers exsudats de formation récente. Il existe donc une légère pleurésie. Parfois aussi coexiste une hypersécrétion bronchique avec de la mucine en quantité.

La pneumonie lobulaire, l'hypérémie, les noyaux apoplectiques et d'infiltration sanguine sont une manifestation qui ne pardonne guère.

Ces lésions se traduisent par de l'accélération de la respiration, de la dyspnée, de l'augmentation de la fièvre, des battements des carotides ; par de la desquamation de la bouche qui se dessèche, et quand l'hypersécrétion bronchique coexiste, elle se manifeste par un peu de toux, revenant par quintes.

Ainsi, dans un des cas que nous avons observés, nous avons vu, au moment de la dessiccation déjà avancée :

1° Que la température s'est élevée de la veille au lendemain matin, de 37°,9 à 39°,7, et à 40° le soir du même jour;

2° Que la respiration de 22 est montée à 38 et à 40 ;

3° Que le pouls de 88 est arrivé à 100.

Quand, dans ces cas, on ausculte la poitrine, on entend quelques râles sonores, disséminés dans tout le thorax; en avant la respiration est pincée, exagérée, tandis qu'en arrière et surtout à la base, on entend des râles sous-crépitants peu abondants, même quand on fait tousser le malade. Pas de matité, à peine quelquefois un peu de submatité aux deux bases.

Dans quelques cas rares, on entend du frottement pleural.

En même temps des plaques bleuâtres apparaissent, ou plutôt l'érythème variolique prend une teinte livide, et les pustules, s'il en existe encore, deviennent flasques, se rident et cela en 15 à 16 heures.

II. *Pleurésie varioleuse.* — Dans la variole, lorsque la fièvre de suppuration est sur le point de tomber, il ne faut point croire que la maladie est finie, et qu'elle ne déterminera aucune localisation. C'est précisément à ce moment, s'il y a eu une forte intoxication, que se montrent des lésions diverses, et qu'on désigne bien à tort sous le titre de complications ; il y a une relation de cause à effet.

Nous voulons parler de ces pleurésies qui surviennent à la fin de la suppuration ou quand ce phénomène se produit.

Mais il peut se faire que certains épanchements apparaissent au début; alors le début de la pleurésie et le début de la variole se confondent.

En voici un exemple.

OBSERVATION XVI

VARIOLE DISCRÈTE AVEC ÉPANCHEMENT PLEURÉTIQUE

La nommée Puech, 15 ans, domestique, est entrée, le 6 avril, à l'hôpital Saint-Antoine, salle Sainte-Thérèse, n° 3. Cette jeune fille s'est toujours bien portée ; elle ne sait pas si elle a été vaccinée ; sur le bras droit, on rencontre quelques tâches blanchâtres qui ne ressemblent guère à des cicatrices de vaccine.

Le 4 avril au soir elle a été prise d'un violent point de côté ; céphalalgie le lendemain, mais point de frissons, point de rachialgie, point de nausées ; le 6 avril (3e jour) est apparue l'éruption variolique : 7 avril P. 120; R 20 (2e jour de l'éruption); souffre encore du point de côté, tousse peu, ne crache point ; à gauche et en arrière au niveau des deux tiers inférieurs du poumon, matité et absence du murmure vésiculaire; et un peu de matité à la base et à droite; battements du cœur normaux. Gomme sucrée, 2 pilules de scille et de digitale de 0,05, un lavement avec de l'eau de graines de lin, bouillon.

8 Avril. — P 88 ; l'éruption se fait bien sur tout le corps; sur plusieurs boutons, on aperçoit une petite vésicule avec une légère dépression centrale ; la respiration s'entend mieux à gauche ; à droite légère submatité tout à fait à la partie inférieure ; à peine quelques crachats.

19 Avril. — P 100 ; R 28 ; le son revient dans le tiers inférieur gauche, la submatité persiste à droite, constipation.

10 Avril. — P 100 ; R 32 ; TA 37°7 ; tendance à la dessiccation; la respiration quoique faible s'entend à la partie inférieure de la poitrine, quelques crachats muqueux, la malade a dormi pendant la nuit.

11 Avril. — TA 38°.

12 Avril. — P 96 ; suppuration, la dessiccation commence, légère épistaxis, selles normales.

13 Avril.—P 96; R 24; une matière ressemblant à du miel s'échappe des pustules, gonflement de la face et des yeux, quelques pustules des membres en suppuration, en arrière, au niveau des pustules, la chemise est tachetée de points comme purulents ; le léger épanchement a disparu, la respiration s'entend dans toute l'étendue de la poitrine.

14 Avril. — P 84 ; R 28 ; TA 37°2 ; le gonflement de la face diminue, dessiccation.

15 Avril. — P 104 ; TA 39°5 ; dessiccation à peu près complète à la face ; otite, douleurs très-vives avec irradiation au cou.

17 Avril. — P 84 ; R 24 ; TA soir 39°4 ; rien du côté de la poitrine ; frisson pendant la journée ; adénite cervicale gauche.

18 Avril. — P 120 ; R 36 ; TA 40°6.

19 Avril. — TA 38°7 ; respiration un peu fréquente, souffre toujours un peu de l'adénite.

20 Avril. — TA matin 38°7 ; soir 39°1 ; l'adénite cervicale est complétement résolue.

21 Avril. — TA 39°3 ; desquamation à la circonférence, liséré blanchâtre autour, écoulement purulent par le conduit auditif externe droit.

23 Avril. — Matin TA 38°6 ; P 116 ; écoulement purulent par l'oreille droite, se plaint beaucoup du côté gauche, surdité.

24 Avril. — P 96 ; R 18 ; TA matin 37°2.

27 Avril. — P 84 ; R 28 ; de plus en plus sourde.

29 Avril. — P 104 ; R 28 ; TA 38°5 ; écoulement considérable par l'oreille gauche.

1er Mai. — Matin TA 37°2, soir 38°9.

4 Mai. — TA 37°1 ; les oreilles coulent encore.

7 Mai. — TA matin 36°4.

Sortie guérie.

Dans ce cas, s'agit-il d'une pleurésie varioleuse? ou bien est-ce une simple coïncidence?

On ne pourrait soutenir la première opinion; car nous ne connaissons pas de fait bien avéré où l'influence variolique a été nette; c'est donc un fait que nous jugeons par la négative.

Nous admettons donc qu'il y a eu simple coïncidence jusqu'à ce que de nouveaux faits soient venus éclairer la question.

Mais quand la pleurésie apparaît à la fin de la suppuration, alors que l'action du virus n'a point encore cessé, alors qu'aucun agent extérieur ne peut être mis en cause; alors qu'on en constate sur plusieurs malades varioleux, j'en conclus que c'est le virus varioleux qui est coupable, et l'épanchement est d'une nature varioleuse.

Dans ces cas, la pleurésie consiste en un léger épanchement; la douleur de côté est rarement vive et souvent elle existe en des points autres que le point correspondant à la lésion; elle peut siéger à l'épigastre.

Au moment de l'invasion, la température et la respiration s'élèvent, cette dernière surtout.

Ainsi, quand chez un varioleux, au moment de la chute de la fièvre de suppuration, on verra survenir la moindre dyspnée, on devra porter toute son attention à l'examen des organes thoraciques. Souvent, dans ces cas, l'auscultation fera constater les signes d'un épanchement, ordinairement peu considérable : souffle pleural, diminution ou cessation des vibrations, retentissement de la voix, ægophonie, et par la percussion submatité, matité quelquefois.

En général, la résolution de ces épanchements se fait bien; mais le souffle persiste parfois longtemps, alors même que le malade se lève et que les fonctions digestives s'accomplissent parfaitement.

Le fait suivant en est un exemple frappant.

OBSERVATION XVII

VARIOLE DEMI-CONFLUENTE — RASH SCARLATINIFORME — BRONCHITE LÉGÈRE — PLEURÉSIE — LÉGER ÉPANCHEMENT

Le nommé Girardin, 20 ans, menuisier, est entré le 15 février à l'hôpital.

Ce malade raconte qu'il a eu de la céphalalgie, de la rachialgie, des nausées et mal à la gorge, et qu'il y a cinq jours que l'éruption variolique s'est montrée.

15 Février (5e jour de l'éruption). — P 92; R 26; T 39°2.

L'éruption faciale est constituée par des pustules petites, confluentes au front et sur plusieurs points du visage; ailleurs l'éruption est assez petite; on rencontre cependant quelques pustules de moyenne grosseur; la face commence à se tuméfier; rash scarlatiniforme aux deux aines.

16 Février. — P 108; R 26; T 39°; la dessiccation commence à la face. Le rash a beaucoup diminué et, à la place du pointillé, qui disparaît, on aperçoit une teinte jaune.

17 Février. — P 88; R 24; T 38°7; gonflement de la face; la dessiccation a envahi le cou et les fesses; gonflement des mains.

18 Février. — P 70; R 32; T 38°1; la dessiccation se généralise.

19 Février. — P 64; R 20; T 37°5; la dessiccation s'étend même aux mains.

20 Février. — P 72; R 44; TR 38°6; dyspnée; à l'auscultation, on constate, en arrière et à gauche, quelques frottements, à la partie inférieure, qui ressemblent à des râles pulmonaires, mais ces bruits sont superficiels; ils n'existent point du côté opposé et à la base; en

même temps, il existe un léger souffle voilé, qui s'entend à peine. Cependant on constate une légère résonnance de la voix; à la percussion, un peu de submatité. Les vibrations thoraciques ont manifestement diminué; pas de point de côté à gauche; le malade n'accuse qu'une douleur épigastrique peu intense; quelques râles sonores disséminés dans toute la poitrine.

21 Février. — P 66; R 40; T 38°5; le souffle pleurétique est très-manifeste; la submatité est plus étendue à la base; rien du côté droit.

22 Février. — P 68; R 20; T 38°3; le souffle persiste.

25 Février. —P 62; R 26; T 37°1; le malade va beaucoup mieux. Cependant le souffle et la matité persistent jusqu'au 2 mars; à ce moment, il existe encore un léger souffle; le malade se promène dans la salle, et ne ressent aucun malaise.

Il sort guéri le 9 mars.

En résumé, voilà une variole demi-confluente des plus bénignes, et cependant le 10e jour de l'éruption, alors que la dessiccation était générale, nous voyons apparaître une pleurésie.

Le 10e jour, en effet, nous assistons au début de la pleurésie; le pouls, de 64, monte à 72; mais ce qui frappe le plus, c'est la température et la respiration. Ce sont en effet ces deux éléments qui indiquent l'invasion d'une détermination thoracique, dans ces cas de pleurésie. La température de 37°5 monte à 38°6, et la respiration de 20 s'élève à 40.

Cette pleurésie persiste une dizaine de jours. Pouvons-nous penser qu'il s'agit là d'un fait accidentel? que le malade s'est exposé à un refroidissement? Nous ne le pensons pas et cela pour plusieurs raisons :

1° Parce qu'il n'est pas rare de voir de tels épanchements dans la variole. Les lésions sont peu intenses, parfois même beaucoup moins que celles-ci.

Mais elles peuvent passer inaperçues ; quelquefois, en deux ou trois jours au plus, la respiration devient normale, et les malades se lèvent, ayant une température dépassant à peine la limite ordinaire. C'est donc là une manifestation viscérale de la variole et non un fait accidentel.

III. — *Endocardite.* — De toutes les manifestations du côté du cœur, c'est l'endocardite qui est la plus nette, celle que nous avons le mieux observée.

A l'autopsie, voici ce que l'on trouve :

Tantôt les valvules paraissent recouvertes de masses à formes diverses, gélatiniformes, tremblotantes, d'un rouge vif clair, occupant toujours la face ventriculaire des valvules. Ces masses ont pour siége de prédilection les valvules sigmoïdes de l'orifice aortique. Ces lésions paraissent greffées sur les valvules, non point sous forme de végétations plus ou moins pédiculées, mais sous la forme de traînées non agglomérées et grenues.

Les valvules sont épaissies, et quelquefois il existe de fins capillaires au bord adhérent de la valvule. Par une dissection fine, on parvient presque toujours à enlever une petite membrane, mince, transparente. Ce sont des couches sous-épithéliales qui recouvrent les lésions. Il semble donc, et ceci se trouve démontré à l'aide de coupes microscopiques, il semble, dis-je, que la lésion ne siége pas primitivement dans ces couches sous-jacentes, ni sur la membrane épithéliale. Cependant, à un certain moment, elle se trouve envahie, mais consécutivement.

Si, au moyen du suif qui, fluidifié, englobe la valvule, on fait des coupes d'une grande finesse, on peut voir les rapports des différentes couches.

Les couches profondes de l'endocarde sont le siége d'une prolifération constituée par des cellules à noyaux assez volumineux et à ramifications multiples, gorgés de protoplasma. Au milieu existe un treillis de ramifications à double ligne de contours, assez analogues aux fibres élastiques. Ce sont des dépôts abondants de granulations protéiques, graisseuses.

C'est la couche profonde de l'endocarde, et la couche qui appartient à la face ventriculaire des valvules sigmoïdes, qui est souvent le siége de la première irritation.

D'autres fois cependant, c'est dans la couche qui est immédiatement sous-épithéliale, que se trouve le siége de la lésion. Alors on aperçoit des excroissances, de petites végétations dans lesquelles on ne trouve point le tissu épithélial, mais bien des cellules à différentes périodes d'évolution, de jeunes cellules arrondies et à noyaux, ou bien des cellules avec ramifications.

Signes. — Les signes, quand ils existent, se manifestent au moment de la période de suppuration.

En auscultant attentivement la région cardiaque, on perçoit un bruit de souffle rude au premier temps et à la base. C'est en effet le plus souvent à l'orifice aortique que se font les localisations. Ce bruit morbide occupe parfois le grand silence.

On pourrait songer à un bruit de souffle anémique; mais outre son caractère qui est en faveur d'un bruit solidien, nous ne trouvons point de murmure continu au cou. D'ailleurs, dans les varioles, chez les hommes, il existe rarement un murmure continu et un bruit de souffle; or, s'il s'agissait d'un souffle anémique, il devrait se rencontrer moins souvent qu'on ne le trouve.

Il devrait également apparaître à une époque plus avancée de la maladie, alors qu'il y a eu une cause d'anémie.

Chez les femmes, il faut toujours se mettre en garde. Du reste, ce souffle peut disparaître en quatre ou cinq jours, même le souffle le plus rude, alors même que l'on devrait constater le souffle anémique.

Ce sont là autant de circonstances qui plaident en faveur d'une lésion organique. Mais, dans ce dernier cas, si le malade meurt à ce moment, on constate l'organisation des éléments proliférés en un tissu inodulaire, qui à la longue peut produire la déformation des valvules. Mais au moment où le processus aigu cesse, cesse avec lui le boursoufflement des valvules, et l'augmentation du protoplasma, qui produisait le bruit de souffle. Ce n'est que plus tard que la lésion organique se forme.

Il en est souvent ainsi dans le rhumatisme; au moment de l'attaque apparaît un bruit de souffle plus ou moins passager; puis peu à peu s'opère un travail lent qui se passe dans les valvules, et après des mois, même des années, se trouvent constituées des lésions organiques qui troublent la circulation.

Le plus souvent le pouls n'est pas modifié; sa forme sphygmographique n'offre rien de particulier; quelquefois cependant on sent au doigt quelques inégalités, quelques irrégularités plus ou moins fugaces. Aucune sensation de gêne, aucune douleur.

En résumé, nous n'aurions pu affirmer l'existence de l'endocardite varioleuse d'après les faits connus dans la science. Ceux de MM. Bouillaud, Martineau (1), Durosier (2) et Labbée (3) ne sont pas suffisants.

IV. *Péricardite.* — La péricardite avec exsudats francs, n'est pas fréquente dans la variole.

Mais l'exsudat séreux de 150 à 180 gr. se rencontre assez souvent à l'autopsie des varioleux.

Le liquide est citrin, quelquefois il existe quelques flocons

(1) Thèse d'*agrégat de médec.*, 1866.

(2) *Gaz. des Hôpitaux*, 1867.

(3) *Loco cit.*

nageant dans le liquide. En certains points le péricarde est rouge, très-injecté, et on voit des traînées blanchâtres d'un blanc jaunâtre.

D'autres fois, ce sont des productions péricardiques à l'état embryonnaire, une phlegmasie localisée qui se traduit par une augmentation d'épaisseur, une diminution de consistance du péricarde avec produits de jeunes éléments cellulaires.

Signes.—Souvent le liquide passe inaperçu, et dans certains cas, il se produit probablement aux approches de la mort et n'a pas la même importance.

D'autres fois, les bruits du cœur deviennent plus sourds; disons cependant que c'est le seul signe que nous ayons trouvé dans trois observations où il y avait du liquide.

La percussion ne donne presque jamais de résultat.

En résumé la péricardite existe dans la variole, mais le plus souvent ce sont des épanchements dont l'origine inflammatoire est douteuse.

V. *Myocardite.* — Quant à cette dernière altération son histoire est entièrement à faire.

Certes, nous avons trouvé des cas où les altérations des fibrilles musculaires étaient nettes, où l'altération granulo-graisseuse était évidente : ces cas sont rares. Mais quand on se demande s'il y a là un vrai travail phlegmasique (à notre point de vue, l'inflammation est caractérisée d'abord par un retour des éléments anatomiques à l'état embryonnaire, alors seulement commence la multiplication), la question est embarrassante, car les noyaux myoplastiques ont semblé à peu près normaux; à côté de l'altération de la substance musculaire, le tissu semble être ramolli.

Mais c'est un processus particulier qui n'est point la véritable inflammation.

C'est un processus qui se rencontre dans les maladies infectieuses, et qui résulte d'une altération préalable du sang et d'une nutrition pathologique.

Ces lésions de dégénérescence granulo-graisseuse soit du muscle cardiaque, soit des muscles de la vie de relation se rencontrent surtout dans les intoxications varioliques à marche rapide avec mort dès les premiers jours.

VI. *Lésions du foie et des reins.* — Le foie est le siége d'une congestion, surtout dans les varioles graves, avec altération de nutrition des cellules ; ce qui se traduit histologiquement par le dépôt de matières albuminoïdes et graisseuses.

Dans les cas ordinaires, ce fait est peu marqué ; je parle des cas exempts d'alcoolisme antérieur, et qui meurent d'une toute autre lésion. Cependant dans les varioles qui tuent en quelques jours, le foie est le siége d'une altération graisseuse avancée et cela dans bon nombre de cas.

Chez les alcooliques ce processus qui n'existait qu'en miniature, est exagéré ; il prend une très-grande extension ; alors survient une dégénérescence active, une altération profonde de la cellule hépatique. Et ici il paraît se présenter deux cas.

Ou bien l'altération dépend de la variole ; ou bien c'est cette altération du foie alcoolique qui va peser sur la marche de la variole par suite d'altération de nutrition généralisée.

Quoi qu'il en soit de ces théories, le fait reste, c'est que chez des varioleux morts rapidement, alcooliques ou non, on trouve souvent une dégénérescence graisseuse avancée.

Dans certains cas même, la fonction hépatique se trouve entravée et l'ictère survient quatre à cinq jours après l'éruption.

Les reins peuvent être le siége du même travail que l'on ne peut caractériser d'inflammatoire.

Histologiquement, on trouve des tubuli, de l'épithélium avec altération granulo-graisseuse, mais pas de travail net proliférant.

Ce qui est certain, c'est qu'il y a là des lésions et que l'albumine passe dans les urines, chez les alcooliques surtout.

Le rein qui, chez l'alcoolique, a déjà subi l'influence dégénératrice de l'alcool, est donc par cela même plus prédisposé que le rein d'un individu non alcoolique; la variole porte donc là plus spécialement son action, et il en résulte ces altérations. L'albumine du début dans l'urine des alcooliques est donc la règle.

VII. *Lésions des muscles.* — C'est le même genre d'altération, c'est le même processus. Dans les varioles non hémorrhagiques, on trouve dans presque tous les cas, où la mort arrive rapidement, en quelques jours, par exemple, des muscles altérés, la fibre dégénérée, mais encore ici y a-t-il myosite ?

Dans la plupart de ces cas, il y a une altération granulo-graisseuse, parfois ressemblant à celle qui survient dans la dégénérescence phosphorée ; mais nous ne croyons pas qu'il s'agisse là d'une vraie phlegmasie, attendu que les éléments cellulaires n'ont pas proliféré, ou ont peu augmenté de nombre.

Encore ces lésions sont loin de se retrouver dans les fibres musculaires des varioleux qui meurent le dixième ou le onzième jour de l'éruption. Quant à l'altération cireuse, sans prétendre la nier, nous avons cru la produire artificiellement dans certains cas, où la substance musculaire étant ramollie, friable, se laissait comprimer, ou dans les préparations par la glycérine.

VIII. *Orchite.* — L'orchite varioleuse a été décrite depuis longtemps. Velpeau, M. Gosselin, et surtout Béraud, l'ont étudiée dans tous ses détails.

L'orchite n'est pas très-rare dans la variole, cependant, hors les temps d'épidémie, on reste souvent longtemps sans en voir (nous excluons les cas où il y a coexistence d'une uréthrite). Parmi celles que nous avons vues, les unes prendraient plutôt le nom de *vaginalite* sèche ; en pressant sur la tunique vaginale, on déterminait de petits frottements secs, en même temps que l'on sentait de petites rugosités ; on n'a pas pu constater la présence du liquide. A l'autopsie d'un sujet, mort à la suite d'une pneumonie, on a pu constater la justesse du diagnostic. L'on a en effet rencontré de petites fausses membranes sur la tunique vaginale, mais point de liquide.

Dans d'autres observations, il s'agissait d'une vraie *épididymite* (sans uréthrite). Dans une autopsie l'on a pu voir en effet qu'il s'agissait bien d'une épididymite, et non d'une inflammation du tissu cellulaire situé près de la tête de l'épididyme. Cette variété n'avait pas été rencontrée par Béraud.

Mais le plus souvent il s'agit d'une vaginalite avec épanchement plus ou moins abondant.

Dans le cas que nous rapportons, il y eut d'abord au moment de la suppuration une orchite parenchymateuse, et quand celle-ci se termina par résolution, il survint un épanchement des plus abondants, et dont on pouvait constater la transparence. Ces lésions sont bénignes.

OBSERVATION XVIII

VARIOLE CONFLUENTE — ORCHITE — ADÉNOPATHIE — DÉLIRE

Le nommé Pierre, charretier, âgé de 31 ans, est entré à l'hôpital de la Pitié, salle Saint-Michel, le 9 janvier.

Il souffre depuis quelques jours, il a de l'embarras gastrique, du vertige ; on croit à une fièvre continue, mais il n'y a ni taches, ni diarrhée.

12 Janvier. — Il souffre davantage, il a des vomissements, de la rachialgie, des douleurs musculaires ; délire.

12 Janvier. — Matin P 96 ; TR 40°6.

13 Janvier. — Soir P 96 ; TR 40°8.

14 Janvier. — Matin P 120 ; TR 40°7 ; soir P 98 ; TR 40°3.

15 Janvier. — Matin P 90 ; TR 39° ; la face est rouge et présente des papules ; le soir P 80 ; TR 39°5 ; l'éruption est assez étendue.

16 Janvier. — P 72 ; TR 38° ; délire, agitation, l'éruption est assez confluente à la face ; le soir P 60 ; la nuit, il urine dans son lit ; son délire est plus calme.

Ombilication sur plusieurs points à la face sans trop de gonflement ; sueurs.

17 Janvier. — Moins d'agitation, sueurs, odeur acide ; P 84 ; TR 37°8 ; soir P 80 ; TR 38°8 ; commencement de suppuration ; confluence à la face ; cessation du délire ; diarrhée sanguinolente (peu) ; suppuration des pustules.

18 Janvier. — P 96 ; TR 40°2 ; soir P 100 ; TR 39°8 ; agglomération des pustules.

19 Janvier. — P 96 ; gonflement de la face modéré ; TR 37°8 ; soir P 98 ; TR 37°9.

20 Janvier. — P 84 ; TR 37°9 ; soir P 80 ; quelques pustules de la face commencent à se dessécher ; le malade tousse un peu ; laryngite ; voix enrouée ; TR 38°2.

21 Janvier. — P 84 ; TR 38°.

22 Janvier. — P 104 ; les pustules sont gonflées, blanches, autour teinte hortensia ; TR 39°7 ; soir P 116 ; TR 40°1.

23 Janvier. — P 100 ; TR 39°9 ; suppuration continuant, matière odorante sortant des pustules et couvrant le visage ; aux fesses quelques pustules à dessiccation centrale.

24 Janvier. — P 84 ; TR 39° ; soir P 102 ; TR 40° ; orchite double apparue avec la suppuration.

25 Janvier. — P 72 ; TR 38°2 ; dessiccation centrale généralisée ; soir P 96 ; TR 39°3 ; souffre de son orchite.

26 Janvier. — P 72 ; TR 37°6 ; ganglions cervicaux engorgés et douloureux ; soir P 68 ; TR 37°6 ; un très-petit nombre de pustules sont encore blanches, mais à centre un peu grisâtre.

27 Janvier. — P 56 ; TR 36°9 ; dessiccation généralisée sur le tronc, très-avancée aux mains ; adénopathie cervicale à gauche ; soir P 68 ; TR 37°4.

28 Janvier. — P 58 ; TR 36°9 ; soir P 64 ; TR 37°3.

29 Janvier. — P 54 ; TR 36°5 ; soir P 64 ; TR 35°7 ; desquamation sur plusieurs points ; dessiccation en tache de cire sur les membres supérieurs.

30 Janvier. — P 68 ; TR 37°1 ; soir P 72 ; TR 38°1 ; adénite cervicale très-douloureuse.

31 Janvier. — P 68 ; TR 36°8 ; desquamation complète sur plusieurs parties du corps ; les testicules, surtout le gauche, sont douloureux.

§ II

DE QUELQUES PHÉNOMÈNES RARES

I. — *Abcès du poumon.*

Au moment de la dessiccation, alors que les phénomènes fébriles touchent à leur fin, tout à coup survient une dyspnée très-notable, une accélération du pouls, une chaleur marquée.

Ainsi, dans l'observation Debant, le pouls de 76 monte le 20 avril à 108; la respiration de 24 à 48; la température de 38° monte à 39°2. De plus, les malades accusent, tantôt une douleur extrêmement vive du côté où siége l'abcès; dans la même observation Debant, le malade a ressenti tout à coup, au milieu de la nuit, un point de côté violent à gauche.

Tantôt la douleur est moins vive : le malade éprouve une sensation pénible parfois douloureuse, à la région sternale au-devant du thorax.

Le caractère douleur est ici moins marqué que dans le cas précédent.

Dans l'observation Chatelard, le malade en effet accusait une douleur présternale bien que l'abcès fût à gauche.

Voyons maintenant quels sont les signes physiques du début. L'attention est donc appelée sur les organes thoraciques. Le cœur, seul pris, ne donne pas lieu à un début subit avec une dyspnée aussi vive.

Pendant un laps de temps qui durerait de 6 à 12 jours, on n'observe que des signes peu accusés, pouvant simuler la phlegmasie lobulaire, qui devient si souvent la cause de la mort dans les varioles à la fin de la période de suppuration ; mais cette dernière ne dure pas aussi longtemps ; aussi faut-il réserver son diagnostic et son pronostic.

Dans les premiers jours, on ne constate guère que des râles sous-crépitants plus ou moins disséminés ; vers le 3e jour, on entend du souffle au niveau de l'abcès, mais il n'existe encore aucun râle cavitaire. Parfois les râles sont bien nets et assez nombreux au niveau de l'abcès. (Voy. obs. Debant.)

A peu près vers la même époque on constate de la submatité, de la matité, qui est limitée au niveau du point lésé. Elle varie dans son siége avec la situation de l'abcès.

Elle ressemble donc à la matité de la pneumonie comme variation, et cependant elle a plus d'une analogie avec celle de la pleurésie ; les vibrations thoraciques sont parfois éteintes ; c'est quand la lame pulmonaire est presque réduite à néant.

Mais ce qui doit renseigner, ce sont les râles humides, qu'on trouve presque toujours autour de l'endroit ou siége la matité et où il n'y a pas de pleurésie.

Enfin, c'est du 6e au 12e jour qu'apparaissent les signes évidents d'une cavité.

Au 4e jour, on voit survenir de l'œdème à la partie inférieure du thorax du côté où siége l'abcès. (Obs. Debant.)

Le son tympanique peut apparaître avant la respiration amphorique. Dans l'observation Debant, le son tympanique a apparu le 8e jour et la respiration amphorique le 12e seulement.

A ce moment, la respiration est difficile, et à l'auscultation, on entend de la respiration exagérée sur plusieurs points.

Dans la seconde observation, le 8e jour, on entend le bruit de pot fêlé.

Alors surviennent les signes manifestes d'une caverne, et dans nos deux cas, c'étaient des bruits de vastes cavités qui pouvaient faire songer à un hydropneumothorax.

La respiration, ainsi que la toux, prend un caractère amphorique; la voix peut ne pas prendre ce caractère. (Obs. Debant XIX.)

Cette respiration peut cesser complétement et, comme on ne l'a entendue qu'une fois avec des signes d'épanchement (matité, souffle, cessation des vibrations, tout cela peut conduire à pratiquer la thoracentèse. (Obs. Debant.)

Mais ici, après l'opération, les râles cavitaires deviennent très-nets; tintement métallique, bruit de pot fêlé. Cependant la respiration amphorique ne s'entendait pas encore.

Dans l'observation XX, le tintement métallique a paru le 8e jour en même temps qu'on entendait des râles sonores disséminés et quelques râles muqueux à fines bulles. L'haleine devenait fétide.

Dans la Ire observation, le lendemain de la thoracentèse, on eut la succussion hippocratique la mieux caractérisée, le tintement métallique, la voix amphorique type.

En même temps survenait de l'œdème des membres inférieurs et un peu d'ascite.

Le bruit d'airain s'entend assez bien à partir de cette époque.

La respiration amphorique tantôt disparaît pour reparaître le lendemain, mais la succussion hippocratique persiste toujours. Le tintement métallique disparaît aussi de temps à autre.

Mais vers la fin, tous les bruits coexistent.

L'un de nos deux malades a résisté 9 jours après le début des accidents appréciables ; l'autre 34 jours après le début ; chez ce dernier on a fait la thoracentèse.

OBSERVATION XIX

VARIOLE DEMI-CONFLUENTE — POLYURIE. — ABCÈS DU POUMON — MORT NÉCROPSIE.

Le nommé Debant, 33 ans, garçon de magasin, est entré le 4 avril 1868, à l'hôpital Saint-Antoine, salle Saint-Louis, n° 35.

Homme robuste, il dit avoir été vacciné, cependant on ne trouve pas de cicatrices vaccinales ; ce malade est venu voir un camarade varioleux à l'hôpital une seule fois. Quinze jours après sa visite, le 3 avril, l'invasion s'est annoncée par de la céphalalgie, des frissons répétés, de la rachialgie ; il n'a point eu de nausées, ni de vomissements.

5 Avril. — P. 72 ; R 24 ; TR 39°5 ; urines brunâtres avec un peu d'albumine ; constipation ; éruption variolique demi-confluente des mieux caractérisées.

6 Avril. — P. 68 ; R 24 ; TR matin 38°7 ; soir 39°2 ; urines 1,400 gr.

7 Avril. — P 68 ; R 28 ; TR 38°3 ; urines 1,500 gr. avec un peu d'albumine ; quelques pustules dans la bouche ; mal de gorge salivation abondante ; déglutition difficile ; dessiccation sur quelques pustules commençant au centre par un petit point jaunâtre.

8 Avril. — P. 72 ; R 28 ; TR matin 38°5, soir 39° ; urines 800 gr. sans albumine ; douleurs épigastriques ; tousse, crache beaucoup ; gonflement de la face et des paupières ; ombilication très-nette sur les pustules du visage ; la suppuration commence.

9 Avril. — P. 72 ; TR 38°8 le matin, le soir 39°1 ; mal à la gorge ; pustules en pleine suppuration.

10 Avril. — P 80 ; R 28 ; TR matin 38°8, soir 39°1 ; urines 1,000 gr., très-chargées d'urates ; un peu de confluence des pustules de la face ; quelques pustules hémorrhagiques aux fesses.

11 Avril. — P 72 ; R 28 ; TR matin 39°1, soir 39°4 ; urines 1,200 gr. ; le gonflement de la face persiste ; dessiccation en certains points.

12 Avril. — P 96 ; R 28 ; TR matin 39°, soir 39°4 ; urines 1,300 gr. avec dépôt d'urates ; gonflement des mains et suppuration des pustules de cette région ; a déliré une heure la nuit dernière.

13 Avril. — P 68 ; R 24 ; TR matin 38°6, soir 38°7 ; urines 2 litres, jaune rougeâtre ; la dessiccation commence sur plusieurs points, toujours par le centre des pustules ; le soir la face présente un aspect miellé.

14 Avril. — P 80 ; R 24 ; TR matin 39°, soir 39°4 ; urines 2 litres, jaunâtres ; la dessiccation envahit les pustules des mains ; la face semble être recouverte d'une couche de miel. Il est allé une fois à la garde-robe.

15 Avril. — P 76 ; R 20 ; TR matin 38°5, soir 38°1 ; urines 2 litres 200 gr. ; langue belle ; l'appétit revient ; dessiccation surtout à la face et aux fesses. Il a rendu du sang dans ses garde-robes.

16 Avril. — P 84 ; R 20 ; TR matin 38°, soir 38°3 ; urines 2 litres 900 gr., pâles, claires ; la dessiccation continue.

17 Avril. — P 88 ; R 24 ; TR matin 38°1, soir 38°3 ; urines 2,900 gr.

18 Avril. — P 76 ; R 24 ; TR matin 38°3, soir 38°4 ; tousse assez pendant la nuit.

19 Avril. — P 76 ; R 24 ; TR matin 38° ; urines 2,300 gr., jau-

nâtres ; épistaxis légère ; les pustules commencent à se desquamer sur plusieurs points de la face.

20 Avril. — P 108 matin, soir 100 ; R matin 48, soir 40 ; TR soir 39°2 ; urines 2,500 gr. ; a ressenti pendant la nuit un point de côté très-violent à gauche ; râles sous-crépitants très-fins à la base ; un peu de sang dans les selles.

21 Avril. — P 92 ; R 32 ; urines 2 litres ; point de côté persiste dans un espace grand comme deux pièce de 5 francs ; rien en avant de la poitrine à l'auscultation ; matité dans le tiers moyen.

22 Avril. — P 88 ; R matin 28, soir 40 ; P soir 106 ; TR soir 39°4 ; urines 750 gr., très-rouges. Le point de côté est très-vif. Le malade ne peut se coucher sur le côté gauche ; il respire un peu plus facilement quand il n'est pas tourné à gauche ; à l'auscultation, souffle à gauche, râles muqueux à bulles fines ; absence des vibrations thoraciques dans le tissu inférieur ; œdème à la partie inférieure de la poitrine en arrière et à gauche ; injection de chlorhydrate de morphine (0,4 décigr. pour 100).

23 Avril. — P matin 104, soir 108 ; TR matin 39°2, soir 39°7 ; urines 600 gr., rouge foncé. Le point de côté a cédé un peu après l'injection et le malade a pu dormir une heure ; mais aujourd'hui il a reparu. Nouvelle injection, suivie d'un sommeil tranquille d'une heure et demie. En avant et à gauche de la poitrine, souffle et absence des vibrations thoraciques dans les deux tiers inférieurs. Retentissement de la voix.

24 Avril. — P 104 ; R 36 ; urines 600 gr., avec dépôt d'urates. La douleur a reparu à 9 heures du soir et a privé le malade de sommeil. Respiration entrecoupée aux deux temps. Le cœur ne paraît pas dévié.

25 Avril. — P 100 ; R 32 ; TR matin 38°9 ; urines 1 litre, avec un dépôt abondant d'urates.

26 Avril. — P 100 ; R 32 ; urines 1 litre.

27 Avril. — P 100 ; R 32 ; urines 1,300 gr., rouges ; son tympanique à gauche et en avant vers la région précordiale ; voussure à ce niveau.

2 Mai. — P 116; R 28; urines 1,200 gr., rouges, chargées; voussure moindre; son tympanique au niveau de la région précordiale; en avant et à gauche, crépitation humide pendant l'inspiration sous la clavicule; les râles s'exagèrent pendant les secousses de la toux; vers le mamelon, respiration nettement amphorique, toux amphorique; la voix ne prend point le caractère amphorique; crachats un peu visqueux légèrement panachés; l'œdème persiste à la partie postérieure; presque plus de vibrations thoraciques à la partie supérieure que gagne la matité; au sommet gauche, on n'entend plus le murmure vésiculaire; point d'ægophonie, ni de bronchophonie; respiration supplémentaire à droite; quelques abcès se montrent sur la peau.

3 Mai. — P 120; urines 600 gr., avec dépôt d'urates; la nuit a été très-mauvaise; respiration très-fréquente, altération profonde des traits; mêmes signes à l'auscultation; râles humides en arrière et à droite, cependant on n'entend plus le bruit amphorique.

4 Mai. — P 108; R 36; TR soir 39°; urines un litre, avec un grand dépôt d'urates; crachats muqueux, blanchâtres, comme purulents; respiration plus facile que la veille; mamelon gauche plus haut que le droit; voussure précordiale très-nette; bruit de pot fêlé au niveau du mamelon; plus d'œdème à la partie antérieure; plus de respiration amphorique; bruit de tic tac, paraissant être en rapport avec les bruits cardiaques s'entendant au niveau du mamelon, en dehors et à droite du sternum : donc déplacement du cœur.

La matité occupe tout le côté gauche; sous la clavicule, à peine quelques râles simulant le râle *redux* de la pneumonie; l'expiration est soufflante; retentissement de la voix dans les fosses sus et sous-épineuse à gauche; cependant le long du rachis on entend un peu la respiration; plus de vibrations, si ce n'est au niveau de l'épine de l'omoplate.

Le malade étouffe, ne peut plus rester couché; le facies est pâle; ganglions sous-maxillaires douloureux.

5 Mai. — P 120; R 36; soir 40; TR 38°8; urines 500 gr., avec dépôt d'urates; à l'auscultation, rien, si ce n'est quelques bruits rares;

plus de bruit de pot fêlé; quand le malade est assis, sonorité en arrière et à gauche au niveau de l'épine de l'omoplate, matité des deux tiers inférieurs; quelques râles humides à la base; pas de souffle, pas de vibrations excepté au-dessous de la clavicule; le soir, un peu de mieux; est allé à la garde-robe sans se sentir trop oppressé; expiration soufflante au-dessous de la clavicule et à gauche.

6 Mai. — Thoracentèse pratiquée au niveau du sixième espace intercostal; liquide 2,700 gr., purulent,—après l'opération.—P 116; R 28 saccadée, TR 39°; pas de vibration dans le quart inférieur ou à peine, l'expansion vésiculaire s'entend légèrement; râle particulier comme de la crépitation, s'entendant surtout en avant et à gauche et rappelant le tin tin du pneumothorax ; râle cavitaire; vibrations en avant et à gauche au niveau et au-dessus du mamelon, le cœur semble être revenu un peu à gauche; sonorité de la poitrine; les quintes de toux ont reparu.

7 Mai. — P 116; R 36; urines 1,200 gr., avec dépôt d'urates, tintement métallique au niveau du mamelon, sous la clavicule gauche; un peu de submatité; râles de la pueumonie en résolution; quand le malade est assis, toujours en avant et à gauche, on n'entend plus les râles sous-claviculaires, ni la respiration amphorique, mais le tintement argentin se perçoit encore quoique paraissant loin de l'oreille.

A droite, en avant, l'expiration est un peu soufflante, en arrière, œdème à la partie inférieure; matité jusqu'à l'épine de l'omoplate où l'on rencontre de la sonorité et où l'on entend un peu l'expansion vésiculaire; vibrations thoraciques dans la fosse sus-épineuse; succussion hippocratique; tintement métallique; voix amphorique. En avant, pas de matité cardiaque, maximun des bruits directement sous le sternum, plutôt à gauche, le cœur est un peu revenu de ce côté, un peu d'œdème des pieds et des membres inférieurs, un peu d'ascite; quelques petits abcès au niveau des bourses. Le malade dit qu'il respire mieux; pas de frissons ; n'a pas tremblé.

8 Mai. — P 100, R 24, TR 38°; quintes de toux; crachats légèrement brunâtres rappelant un peu ceux de la pneumonie. En avant, sonorité partout; plus de râles; expiration soufflante, respira-

tion cavitaire; voix et toux amphoriques; cœur sous le sternum; sur les côtés un peu de matité ; matité légère en avant quand le malade est assis.

L'œdème a diminué ; en arrière : vibrations au niveau de l'épine de l'omoplate; pas de respiration amphorique; pas de tintement métallique; quelques râles seulement qui ressemblent à des frottements avortés; pas de bourdonnement de la voix; succussion hippocratique.

Le malade n'a point dormi la nuit, il ne peut rester couché sur le dos; soir, P 108 ; TR 39°.

9 Mai. — P 100; R 32; TR matin 38°; urines 1,500 gr.; ne crache plus; la respiration costale revient; quelques râles; pendant l'expiration, on entend le timbre cavitaire; au niveau du mamelon gauche, un ou deux tintements métalliques; vibrations en avant et à gauche, mais peu marquées à la partie inférieure; le cœur revient à gauche; quand le malade est assis, plus de respiration cavitaire; quelques râles humides sous la clavicule, succussion très-nette.

Il a dormi la nuit; est allé un peu en diarrhée.

10 Mai. — P 108; R 28; TR matin 38°, soir 38°7; urines 1,200 gr., rouges; mêmes signes à l'auscultation; il a dormi pendant la nuit; aujourd'hui se plaint d'eschares qui se forment au sacrum.

11 Mai. — P 128; R 32; en arrière, expansion vésiculaire très-faible dans la fosse sus-épineuse; vibrations au niveau de l'épine de l'omoplate seulement; pas de respiration amphorique; tintement métallique; succussion très-évidente.

En avant, mamelon gauche un peu élevé, résonnance de la poitrine; râles moins abondants; pas de respiration amphorique; pas de tintement métallique; battements épigastriques très-sensibles; le cœur est revenu à gauche; œdème des jambes et du scrotum; eschares au sacrum; ne sort plus rien par l'ouverture de la ponction, qui est complétement cicatrisée.

12 Mai. — P 112; R 28; TR matin 37°8, soir 38°7; urines 600 gr., chargées, rouges. — En avant, voussure précordiale plus considérable qu'hier; résonnance très-prononcée, surtout au niveau

du mamelon gauche, où l'on entend quelques râles muqueux ressemblant au crepitans redux; silence de la respiration; battements cardiaques très-forts; au-dessus du mamelon, la respiration prend le timbre amphorique, et pendant les grands efforts, on a quelques bulles de tintement métallique. Quand le malade est assis, silence de la respiration; au niveau de la ponction, tuméfaction; un peu d'œdème reparaît sur le côté et à la partie postérieure et inférieure.

En arrière, sonorité à la percussion au niveau de la fosse sus-épineuse; l'expansion vésiculaire et les bourdonnements de la voix s'entendent dans les fosses sus et sous-épineuse, mais surtout dans la fosse sus-épineuse; encore succussion hippocratique.

13 Mai. — P 112; R 32; TR soir 38°6; urines 400 gr., avec dépôt; quelques crachats épais; en avant, râles muqueux à la partie inférieure; râles cavitaires au niveau du mamelon gauche, battements cardiaques à gauche; succussion hippocratique très-nette. En arrière, sonorité vers l'épine de l'omoplate; bruit de succussion; expansion vésiculaire perçue à peine au sommet; bourdonnement de la voix dans la fosse sous-épineuse. L'amaigrissement fait des progrès; altération profonde des traits; abcès multiples; eschares au sacrum; le malade exhale une odeur fétide.

14 Mai. — P 130; R 28, anxieuse, profonde; urines 1,000 gr., jaune orange, avec dépôt d'urates; voussure précordiale augmentant; en avant, sonorité, respiration cavitaire, frottements péricarditiques sous l'oreille; quand il est assis, les bruits péricarditiques persistent; disparition du bruit cavitaire et de la respiration amphórique.

En arrière et à gauche, sonorité en haut jusqu'à moitié de la hauteur du poumon; pas de tintement métallique; succussion hippocratique nette; pas de vibrations au sommet; battements épigastriques assez forts; altération profonde des traits; prostration; insomnie; diarrhée; langue sèche. Soir TR 39°2.

15 Mai. — P 108; R 28; urines 300 gr., très-chargées. Pendant la nuit, du pus s'est échappé de la poitrine par une ouverture artificielle; voussure précordiale persistant; respiration cavitaire très-

nette en avant; tintement métallique en arrière; on passe un tube à drainage par l'ouverture; il s'échappe quelques bulles de gaz venant de la poitrine. Soir TR 37°8; crachats blanchâtres en nappe, épais.

16 Mai. — P 112; R 24; urines 1,100 gr., très-chargées, avec dépôt considérable; tintement métallique en arrière des plus intenses.

17 Mai. — P 108; R 24; urines 200 gr., très-chargées, avec dépôt d'urates; mêmes signes à l'auscultation; altération des traits plus marquée; affaissement plus considérable; respiration ample; parle à demi-voix; odeur très-fétide.

18 Mai. — P 128; R 36; TR soir 38°3; urines 1,100 gr., rouges; son à la partie inférieure de la poitrine; quelques râles reparaissent à gauche; les eschares s'étendent; la suppuration est très abondante; facies hippocratique; assoupissement; somnolence le soir.

19 Mai. — P 108; R 40; urines 800 gr., rouges; quelques crachats muqueux; il est sorti un peu de pus par le tube à drainage; même facies; odeur toujours très-fétide.

20 Mai. — P 112; R 32; TR soir 38°4; urines 500 gr., chargées, rouges; en avant et à gauche, respiration cavitaire très-nette, son tympanique; en arrière et à la partie inférieure, tintement métallique; respiration amphorique; pas de succussion; même facies; même fétidité; selles très-fétides.

21 Mai. — P 124; R 48; TR matin 37°7, soir P 128; petits abcès ouverts; œdème des mains et des pieds.

23 Mai. — P 124; R 32; urines 900 gr., avec grand dépôt d'urates; la respiration s'entend à travers le tube à drainage.

24 Mai. — Mort à 5 heures du matin, après avoir passé la nuit dans du subdélirium et avoir voulu se lever.

NÉCROPSIE VINGT-SIX HEURES APRÈS LA MORT.

Crâne. — Légère hypérémie méningée. — Cerveau sain, pas de traces d'abcès.

Thorax. — Le poumon gauche est très-adhérent dans les deux tiers inférieurs; en déchirant en avant une lame mince du poumon, on a pénétré dans une vaste poche purulente ; en certains points, le contenu se trouve en contact direct avec la séreuse viscérale, qui est intimement unie à la pariétale ; ailleurs, une lame pulmonaire le sépare du même feuillet viscéral. Cette vaste cavité occupe presque tout le lobe inférieur et la plus grande partie du lobe supérieur.

Le contenu purulent est séparé du parenchyme à l'aide d'une membrane épaisse d'un millimètre constituée par un jeune tissu conjonctif à éléments cellulaires nombreux. En certains points elle est doublée du feuillet viscéral de la plèvre.

Au sommet du même côté, pneumonie interstitielle chronique avec dépôt de pigment.

La partie interne de la poche est intimement unie au péricarde, qui contient un peu de liquide citrin.

Dans le poumon droit, on trouve de la congestion à la base, pas de tubercules.

Le foie est congestionné sans altération graisseuse bien avancée.

La rate est un peu volumineuse sans abcès.

Les reins sont normaux, pas d'abcès.

La vessie est saine, ainsi que les testicules.

OBSERVATION XX.

VARIOLE — ABCÈS DU POUMON — MORT

La nommée Chatelard, 19 ans, domestique, est entrée, le 29 août 1868, à l'hôpital Saint-Antoine, salle Sainte-Thérèse, n° 5.

Le 1er Septembre la suppuration est établie, gonflement du visage et des mains.

2 septembre. — P 96; R 20; T 39°; gonflement de la face, ombilication.

3 Septembre. — P 104; R 24; T 39°5.

4 Septembre. — P 104; R 20; T 39°4; a déliré dans la nuit, la dessiccation commence à la face, lotions chlorurées.

5 Septembre. — P 104; R 28; T. 39°1; agitation, un peu moins de délire pendant la nuit.

8 Septembre. — P 104; R 24; T 38°9; dessiccation au centre des pustules, croûtes à la face.

9 Septembre. — P 100; T 38°7; masque facial, dessiccation, aphonie, pas de délire, va sous elle depuis quelques jours.

10 Septembre. — P 102; TR 38°4.

11 Septembre. — P 98; TR 38°8.

12 Septembre. — P 96; TR 38°7.

14 Septembre. — P 100; R 32; TR 38°7; dessiccation aux mains.

12 Octobre. — Les règles n'ont pas reparu.

20 Octobre. — P 116; R 40; douleur présternale.

21 Octobre. — Expiration prolongée et rude au sommet gauche, souffre toujours en avant de la poitrine.

2 Octobre. — Complication thoracique, toux.

23 Octobre. — Paresse des membres inférieurs.

24 Octobre. — Tousse toujours, à l'auscultation on n'entend prés-

que rien, si ce n'est quelques râles à la base; abcès aux avant-bras; faiblesse générale.

25 Octobre. — P 112 ; TV matin 38°4 ; soir 40°1 ; sonorité de la poitrine : râles bien nets, respiration puérile, rude, légère anxiété; va à la garde-robe dans son lit.

26 Octobre. — P 120 ; R 40 : TV 38°7 ; quelques rônchus, râle trachéal en avant et à gauche, submatité, tintements métalliques ; en arrière et à gauche submatité, respiration sèche, un peu exagérée, battements des ailes du nez, amaigrissement. Soir P 122 ; TV 39°8.

27 Octobre. — TR soir 38° ; en avant et à droite, bruit de pot fêlé à la percussion ; à l'auscultation râles cavitaires, tintements métalliques, râles trachéaux à chaque instant ; en arrière et à droite râles sibilants et ronflants mélangés de râles muqueux : en arrière et à gauche, respiration rude, point de râles. Langue sèche et collant au doigt, haleine fétide.

On prescrit : vin de Bagnols, potion avec 10 gr. de liqueur de Labarraque et 30 gr. de sirop de fleurs d'oranger.

28 Octobre. — P 116 ; TR matin 37°5 ; soir TV 31°1 ; R 40 ; en avant de la poitrine, soulèvement de la peau depuis hier, plus considérable aujourd'hui ; en percutant à cet endroit on a un bruit comme de claquement, d'où épanchement de gaz et de liquide ; tintements métalliques et râles comme la veille, toux fréquente, seulement quelques crachats mucoso-purulents, amaigrissement considérable, langue sèche, bouche fuligineuse, le soir râles laryngo-trachéaux.

29 Octobre. — Décédée à 2 heures du matin.

NÉCROPSIE 24 HEURES APRÈS LA MORT

Cerveau — Un peu d'œdème des méninges

La coupe du cerveau montre que cet organe est sain.

Poumons. Le poumon gauche est intimement adhérent à sa partie moyenne et à sa base ; il est impossible de l'enlever complètement sans déchirer son tissu : on tombe alors dans une vaste cavité à demi remplie de pus. Elle occupe une partie du lobe inférieur et une partie du lobe supérieur. Néanmoins, on retrouve partout une lame pulmonaire, se réduisant ici à une épaisseur d'un millimètre, ailleurs de 0,003 on 0,004, et intimement unie à la plèvre pariétale. Cette séreuse est elle-même épaissie ; mais le pus n'est nulle part en rapport avec elle. C'est donc là un abcès du parenchyme pulmonaire.

Le contenu est séparé du parenchyme à l'aide d'une très-légère néo-membrane formée par des éléments connectifs embryonnaires. Elle est au début de sa formation.

Autour, dans le parenchyme, on trouve quelques tubercules clairsemés : ailleurs existe un peu d'emphysème, et un peu d'œdème avec du muco-pus dans certaines bronches.

Le pus de l'abcès est constitué par des leucocytes à protoplasma très-transparent, avec quelques granulations graisseuses : beaucoup de graisse et des leucocytes plus ou moins altérés ; quelques débris de tissu pulmonaire en voie de dégénérescence moléculaire, de gangrène, pas de noyau de pneumonie lobulaire.

Dans le poumon droit : emphysème, congestion, et un peu d'œdème à la base ; pas de tubercules.

Le cœur est revenu sur lui-même ; pas de lésions des orifices de l'abdomen. Le foie est un peu graisseux ; rien dans les voies biliaires.

L'intestin n'offre pas d'altération.

La rate est normale ; les reins paraissent graisseux par places ; la coupe montre des tubuli avec l'épithélium à granulations graisseuses abondantes. Ces lésions s'étendent aux tubuli des pyramides. Vessie normale ainsi que les ovaires.

DE QUELQUES AUTRES LÉSIONS

I. — *Paralysie des membres inférieurs*

On observe quelquefois la paralysie des membres inférieurs dans le cours de la variole. Nous en avons observé deux cas dans le service de M. Molland, à l'hôpital de la Pitié.

Ces malades étaient atteints de variole confluente. Lors de la période de suppuration, il s'était produit un affaiblissement extrême des membres inférieurs.

(On sait qu'à ce moment, dans la variole confluente, il n'est point rare de voir se manifester l'amaigrissement et l'atrophie des membres inférieurs.)

Ces malades ne pouvaient remuer leurs jambes dans leur lit. A peine pouvaient-ils en sortir en soulevant leurs jambes avec les mains.

Quand ils appuyaient les pieds sur le sol, ils sentaient fléchir leurs jambes sous eux. La sensibilité était cependant bien conservée chez ces deux malades, le rétablissement se fit longtemps attendre.

Cette paralysie n'occupe quelquefois qu'un seul muscle ou un groupe de muscles.

Elle survient brusquement au moment de la convalescence, et persiste parfois longtemps.

Nous ignorons l'existence des lésions des centres nerveux.

II. — *Localisations oculaires*

Les conjonctivites, les kératites, les iritis, qu'on rencontre dans la variole, ne sont pas dues à la présence des pustules varioliques. Celles-ci, en effet, sont excessivement rares, soit sur la muqueuse palpébrale, soit sur le globe oculaire. C'est au début de la période de suppuration, et quelquefois à la fin, que se manifestent ces lésions oculaires.

Quelquefois la conjonctive est atteinte tout entière, d'autres fois, c'est la conjonctive palpébrale, ou la conjonctive oculaire, souvent les deux à la fois. La conjonctive est alors rouge, tuméfiée, avec hypersécrétion muco-purulente. L'injection des vaisseaux peut être généralisée en *réseaux* ou bien être partielle, *fasciculée*. Dans les conjonctives intenses, il se forme un léger bourrelet péricornéal.

Ces conjonctivites guérissent rapidement.

La kératite varioleuse n'offre rien de particulier. Quelquefois il survient une perforation de la cornée, avec hernie de l'iris; pronostic grave.

L'iritis est très-grave. L'iris prend une couleur terne, brunâtre, d'un brun rougeâtre, et le champ pupillaire est moins clair. Il semble qu'il y a un nuage. La pupille le plus souvent n'est pas déformée.

III. — *Gangrène*

Nous ne dirons que quelques mots de ce phénomène qui est rare dans la variole.

Nous en avons observé quatre cas dans ces dernières épidémies, 2 à l'hôpital Saint-Antoine, 2 à la Pitié. Ces gangrènes étaient localisées, deux fois à la bouche, deux fois à la peau de la mamelle. La gangrène buccale survenue vers la fin de la suppuration menaçait de perforer la paroi buccale ; l'eschare était large, l'haleine fétide.

Une cautérisation au fer rouge arrêta sa marche. La gangrène de la mamelle n'avait envahi que la peau, et n'offrait rien de particulier.

IV. — *Abcès de la langue.*

Dans le service de M. Molland, nous avons vu un malade qui présentait une énorme tuméfaction de la langue, sorte de tumeur rouge cerise, douloureuse à la pression, donnant une légère sensation de fluctuation.

Gêne de la parole et de la mastication.

Salivation abondante. Le malade raconte que cette tumeur a débuté avec l'apparition de ses boutons.

M. Trélat incise la tumeur qui donne à peu près une cuillerée de pus.

Le malade est en voie de guérison.

QUESTIONS

SUR

LES DIVERSES BRANCHES DES SCIENCES MÉDICALES

Anatomie et histologie normales. — Articulations de la colonne vertébrale.

Physiologie. — Usages du nerf grand sympathique.

Physique. — Chaleur animale.

Chimie. — Des combinaisons du phosphore avec l'oxygène; propriétés et préparation des acides phosphoreux et phosphorique.

Histoire naturelle. — Caractères distinctifs des batraciens; comment les divise-t-on? De la grenouille, du crapaud; leurs produits.

Pathologie externe. — Des luxations de l'astragale.

Pathologie interne. — De l'ulcère simple chronique de l'estomac.

Pathologie générale. — De la contagion et de l'infection.

Anatomie et histologie pathologiques. — De l'hypertrophie glandulaire.

Médecine opératoire. — Du mode d'application des caustiques minéraux.

Pharmacologie. — Du vinaigre de vin; quelles sont les altérations qu'on lui fait subir et les moyens de les reconnaître? Quels sont les principes que le vinaigre enlève aux plantes? Comment prépare-t-on les vinaigres médicinaux?

Thérapeutique. — De l'accoutumance en thérapeutique.

Hygiène. — Des pays chauds.

Médecine légale. — Quelle est la valeur relative des faits sur lesquels un expert peut se fonder pour affirmer qu'il y a eu empoisonnement?

Accouchements. — Des vomissements incoercibles.

Imprimerie L. Toinon et Ce à Saint-Germain.

www.ingramcontent.com/pod-product-compliance
Ingram Content Group UK Ltd.
Pitfield, Milton Keynes, MK11 3LW, UK
UKHW012240240726
13966UKWH00003B/1198

9 782012 476417